NEUE
MEDIZIN

Lars Peter Kronlob

NEUE MEDIZIN

Gedanken zum Thema Krebs
und anderen biologischen Programmen.
Mit zahlreichen Beispielen

EDITION ESOTERICK PUBLISHING

Zur Beachtung:

Ob jemand die in diesem Buch dargelegten Informationen nutzt oder nicht nutzt, liegt in der alleinigen Verantwortung des Individuums.

Ebenso wie kein Arzt oder Therapeut seinem Patienten die Verantwortung für sein Leben abnehmen kann, so ist es die Überzeugung des Autors, daß niemand irgendeinem Menschen im Falle einer „Krankheit“ die Verantwortung für seine Entscheidung darüber abnehmen kann, ob und wie er sich behandeln läßt oder welche Maßnahmen und Schritte er unternimmt oder unterläßt.

Dieses Buch kann und soll eine Hilfestellung in diesem Prozeß sein, ersetzt jedoch im Zweifelsfall nicht die genaue Untersuchung, Diagnose und Hilfestellung eines erfahrenen Therapeuten.

Eine Haftung des Autors oder des Verlags für die Entscheidungen Dritter sind aufgrund der oben dargelegten Sachlage ausgeschlossen.

1. Auflage Februar 2018

E-Mail: edition@esoterick.de
Web: **www.esoterick.de**

Umschlaggestaltung und Layout: Lars Peter Kronlob
Druck und Vertrieb: Books on Demand GmbH, Norderstedt

Made in Germany

ISBN: 978-3-936830-60-6

Inhaltsverzeichnis

Alle Dinge geschehen aus Notwendigkeit;
es gibt in der Natur kein Gutes und kein Böses.

Baruch de Spinoza

Einleitung

Zunächst ein wenig Krebs für Dummies. Krebs – Schon das Wort allein reicht bei den meisten Menschen aus, um Gefühle der Angst und des Unbehagens auszulösen, da der Begriff wie ein Synonym für das Böse tief in der Gesellschaft und den Köpfen der Menschen verankert ist und wie ein Damoklesschwert über unseren Köpfen schwebt. Es kann jedem von uns passieren. Einfach so. Ohne ersichtlichen Grund. Oder aufgrund von Vererbung. Das alles wird als so selbstverständlich erachtet, daß es uns überall begegnet. In Filmen und Serien, in Romanen und in Boulevard-Zeitschriften. Und was wäre die neueste Ausgabe eines beliebigen Frauenmagazins ohne ein erlesenes prominentes Krebs-Drama? Auf jeden Fall aber ist Krebs etwas, das keinen anderen Sinn hat als uns langsam aufzuzehren; etwas, an dem wir qualvoll zugrunde gehen. Eine im übertragenen Sinne häufig verwendete Redewendung besagt, daß sich etwas „wie ein Krebsgeschwür" ausbreitet, was wiederum auf dem Glauben basiert, daß Krebs keinen anderen Sinn hat, als sich einfach weiter auszubreiten, um uns letztendlich zu töten. Gegen Krebs kann man nichts machen, außer dagegen zu „kämpfen", also ihn operativ wegzuschneiden, zu bestrahlen oder den gesamten Körper mit Chemotherapie zu „behandeln", um auf jeden Fall alle bösen Krebszellen zu vernichten. Soweit der Stand der meisten Menschen. Und leider auch der offizielle Stand der modernen Medizin.

Doch das ist nicht nur alles komplett falsch und unsinnig, sondern eine zutiefst einseitige Sichtweise, welche die moderne Medizin in eine Sackgasse geführt hat, aus der sie auch so lange nicht herauskommt, bis sie bereit ist, ihre Position in Frage zu stellen und das Thema aus einer neuen Perspektive zu betrachten. Die Erklärungen und die Logik der Schulmedizin klingen so überzeugend und schlüssig, sofern man die zugrunde liegenden Axiome anerkennt und nicht in Frage stellt. Solange Sie Gott nicht in Frage stellen, werden Sie auch religiöse Aussagen und Schlußfolgerungen anerkennen, die nur aufgrund dieses Axioms Sinn ergeben. Wenn man die Axiome der Schulmedizin genauer betrachtet, so sind es lediglich gedankliche Konzepte, die zu Realitäten erklärt wurden. Solange man sie als solche akzeptiert, ergibt das moderne medizinische Weltbild einen Sinn; wenn man sie anzweifelt und in Frage stellt, ergeben auch die darauf aufbauenden Folgerungen keinen Sinn mehr. Aus diesem Grund ist die Neue Medizin auch nicht nur eine alternative Sichtweise, sondern verdient ihren Namen, weil sie komplett anders und eben wirklich neu ist. Es gibt keine Unterteilung in gutartige und bösartige Zellveränderungen. Es wird auch nicht angenommen, daß Zellveränderungen durch Entartung der Zelle aus sich selbst heraus entstehen, wie es die Virchow'sche Zellularpathologie besagt, die noch immer die Grundlage für den Standpunkt der Schulmedizin zum Thema Krebs darstellt. Auch werden Mikroorganismen keine infiltrierenden und pathologischen Eigenschaften zugeschrieben, wie es die leicht zu widerlegende Infektionstheorie besagt. Und vor allem wird den im Körper ablaufenden biologischen Prozessen und Programmen keine Willkürlichkeit unterstellt.

Ebenso wie Dr. Hamer, habe auch ich persönliche Erfahrungen mit dem Thema Krebs, und genau das ist meines Erachtens der entscheidende Faktor, der den Unterschied ausmacht zwischen einem Menschen, der nie mit dem Thema in Kontakt kommt und dessen Verständnis von Krebs der verbreiteten Mischung von angstbesetztem Tabu und oberflächlichem Halbwissen entspricht, und einem Menschen, der aufgrund einer Erfahrung, die nicht der offiziellen Sichtweise entspricht, mehr darüber hinausfinden möchte.

Die meisten Menschen kennen jemanden, der an Krebs erkrankt ist oder war, und weil so viele Menschen mit Krebs sterben, wird der verbreitete Glaube aufrecht erhalten, daß Krebs eine bösartige Krankheit ist. Doch diese Menschen sterben aufgrund der Kombination von exzessiver und dauerhafter Vergiftung ihres Körpers durch Chemotherapie und iatrogenen Folgekonflikten, weil man ihnen eine solch große Angst und schwerste Vorwürfe macht, wenn sie nicht mit der konventionellen Behandlung konform gehen und sich der Meinung und Behandlung der Ärzte fügen.

Der Autor David Münnich vertritt die Meinung, daß man aufgrund der vorgenannten Prägung der Menschen den Begriff „Krebs" überhaupt nicht mehr verwenden sollte. Das kann man machen, wenn man sich mit anderen Menschen unterhält, die bereits Kenntnis der Neuen Medizin und ihrer biologischen Gesetzmäßigkeiten haben, aber von all den Menschen, die keine Ahnung von der Neuen Medizin haben oder im Umgang mit Ärzten und medizinischem Personal wird der Begriff „Krebs" zwangsläufig benutzt. Und da ich die Menschen nicht sprachlich umerziehen möchte, besteht mein Ansatz darin, zu erklären, daß „Krebs" nicht das ist, was es zu sein scheint, sondern ein grundsätzlich sinnvoller Prozeß und natürlicher Regulationsmechanismus, der lediglich nicht erkannt und verstanden wird.

Früher habe ich auch Angst gehabt, wenn ich mit dem Thema konfrontiert wurde, doch heute würde ich mit einem Arzt, der mir aus irgend einem Grund eine Krebsdiagnose vorlegen würde, aufgrund von zahlreichen persönlichen Erfahrungen ruhig und gelassen reden und anschließend über seine Therapievorschläge lachen. Eine echte Diskussion würde wahrscheinlich nicht entstehen, denn ich habe noch keinen Arzt getroffen, der nicht mit aggressivem Verhalten und Ablehnung auf das Thema Neue Medizin reagiert hat.

Es macht mich traurig, aber auch wütend, daß die unglaubliche Entdeckung, die Dr. Hamer vor 37 Jahren gemacht hat, noch immer abgetan oder diffamiert wird, obwohl sie so leicht als korrekt zu überprüfen ist. Es sei „zu einfach", heißt es aus den Reihen derjenigen, die bei komplexen Themen gerne mit Ockhams Rasiermesser argumentieren, es aber strikt unterlassen, dies auch im Falle der Neuen Medizin zu tun.

Ich habe in der Vergangenheit einige Male versucht, mit Ärzten oder Medizinstudenten über die Neue Medizin zu diskutieren. Doch das stellte sich im Laufe der Zeit als sinnlos heraus. Die Lehrmeinung ist einfach ein zu starkes Dogma, gegen das weder Logik noch Fakten ankommen.

Bereits öfters habe ich gelesen, daß die Neue Medizin von Therapeuten als „Ergänzung" der Schulmedizin genutzt wird, doch ist dieser Ansatz ziemlich unsinnig, weil sich die Grundlagen der Schulmedizin und der Neuen Medizin widersprechen. Man kann beide Ansätze ebensowenig kombinieren wie Atheismus und Katholizismus.

Während der Arbeit an diesem Buch erhielt ich eines Tages einen Anruf von einer Studentin der Pharmazie, die mein Buch über die Neue Medizin von ihrer Mutter, einer ehemaligen Ärztin, erhalten hatte. Sie fragte mich, ob es zu meinen Aussagen auch Studien gäbe, und ich erklärte ihr, daß das in der Schulmedizin verwendete Studiensystem sowohl wertlos als auch inkompatibel zur Neuen Medizin ist, da die Neue Medizin nicht auf Hypothesen basiert, sondern auf biologischen Naturgesetzen. Der Sinn von Studien besteht ja darin, eine Hypothese durch weitere empirische Datensammlung zu stützen oder zu entkräften, wohingegen Gesetzmäßigkeiten beobachtbar und in jedem Fall verifizierbar sind (darauf werde ich später noch weiter eingehen). Die junge Dame sagte mir weiterhin, daß sie meine Aussagen sehr logisch und nachvollziehbar findet, aber eben noch skeptisch sei. Ich möchte den Lesern das gleiche sagen wie der jungen Studentin: Sie sollen ja auch nicht einfach so glauben, sondern hinterfragen, reflektieren, beobachten und überprüfen. Auch wenn das so viele Menschen nicht verstehen können: Die Schulmedizin ist keine Wissenschaft, sondern eine Religion, die auf einem Glaubenssystem aufbaut, das nicht in Frage gestellt werden darf. Die Axiome der Schulmedizin sind, wie bereits erwähnt, nach wie vor Hypothesen (sprich: unbewiesene Annahmen), die einfach zu Wahrheiten erklärt wurden. Sie sind nicht nur nicht wissenschaftlich bewiesen und somit nicht haltbar, sondern mittlerweile auch wissenschaftlich widerlegt. Die Neue Medizin hingegen kann von jedem Menschen, der logisch denken kann, überprüft werden, ohne vorher studieren zu müssen. Es ist eine Medizin, die keinen hierarchischen Überbau und Machtapparat benötigt, sondern eine Medizin für alle Menschen, da die Abläufe von biologischen Programmen beobachtbar, klar ersichtlich und prognostizierbar sind, da sie eben auf natürlichen Gesetzmäßigkeiten gründen. Ich brauche keine Studien oder Priester in Weiß, die mir erklären müssen, daß es abends dunkel und morgens wieder hell wird, daß Wasser verdunstet und als Regen wieder herabfällt, und daß ein Stein immer wieder herunterfällt, wenn ich ihn hochwerfe.

Sollte dies das erste Buch über die Neue Medizin sein, welches Ihnen in die Hände fällt, so wird es sicherlich als Einstieg nützlich und hilfreich, und hoffentlich anregend für weitere Nachforschungen sein, enthält aber nicht alle biologischen Programme. Alle Grundlagen zum Verständnis finden sich ausführlich in meinem (blauen) Buch über die Neue Medizin, das ich vor einigen Jahren geschrieben habe, um das Thema für Laien verständlich und kompakt zusammenzufassen, die keine medizinische Ausbildung haben.

Mein Anliegen mit diesem Buch, in dem auch Beispiele für biologische Programme enthalten sind, ist es, dem Leser das Gesamtbild verständlicher zu machen, sowie ein Bewußtsein dafür zu schaffen, oder zumindest zu wecken, daß man nicht jedes Detail eines aktiven biologischen Programms kennen oder verstehen muß, um dennoch gelassen und entspannt zu bleiben, während der Körper seine Arbeit macht. Um einen Vergleich zu nennen, den ich häufiger zum Verständnis verwende: Sie müssen nicht die Abläufe auf der Platine eines Mobiltelefons verstehen, um es zu verwenden und zu wissen, was passiert, wenn Sie eine bestimmte Nummer wählen. Ich bin aufgrund zahlreicher Gespräche und Rückmeldungen der Meinung, daß die meisten Menschen die detaillierten Hintergründe auf zellularer Ebene gar nicht wissen wollen und in vielen Fällen auch nicht verstehen. Um den Vergleich zu Ende zu bringen: Dieses Buch und mein Ansatz im allgemeinen ist für diejenigen Menschen gedacht, die einfach nur ihr Telefon nutzen möchten, also darauf vertrauen möchten, daß die Neue Medizin nach den ihr zugrunde liegenden Gesetzmäßigkeiten funktioniert. Wer sich dennoch für die zellularen Feinheiten und jedes Detail der biologischen Naturgesetze interessiert und es für notwendig hält, sehr tief in die Materie einzusteigen, dem seien die Bücher von David Münnich empfohlen.

Alle in diesem Buch aufgeführten Beispiele sind authentisch und wurden nicht konstruiert. Lediglich die Namen wurden zum Schutz der Identität der betreffenden Personen weggelassen. Mit einer Ausnahme: Ich werde in diesem Buch auch Beispiele und Erfahrungen einbinden, die mich selbst betreffen. Lassen Sie mich zu Beginn auch ein Beispiel aus meinem eigenen Leben verwenden, daß mich maßgeblich geprägt und meine Sichtweise zum Thema Krebs verändert hat.

Als ich in der achten Klasse war, wurde in dem Ort, in dem ich aufgewachsen bin, das Skateboardfahren populär, weshalb ich meine Eltern bat, mir auch eines zu kaufen. Da ich bereits sehr früh mit verschiedenen Sportarten begonnen hatte und mir das Erlernen einer neuen Sportart stets sehr leichtgefallen war, ging ich davon aus, auch das Skateboardfahren rasch zu beherrschen. Doch leider klappte das alles nicht so, wie ich es mir vorgestellt hatte und nach einiger Zeit der vergeblichen Versuche war ich sehr frustriert und enttäuscht. Ich ließ also das Skateboardfahren eine Zeit lang sein. Doch einige Monate später wollte ich endlich wieder mit meinen Freunden losziehen, wenn diese mit ihren Skateboards unterwegs waren. Also hängte ich mich wieder rein und fing an zu üben. Und da ich nicht aufgab, wurde ich schon bald besser und konnte nach einiger Zeit auch ziemlich gut mit dem Skateboard umgehen, worüber ich sehr glücklich war.

So vergingen ein paar Wochen und eines Tages fiel mir auf, daß der knöcherne Vorsprung unterhalb meines linken Knies geschwollen war und schmerzte. Ich dachte mir zunächst nichts dabei, da kleinere Verletzungen beim Skateboardfahren nichts Ungewöhnliches waren, doch in den folgenden Tagen und Wochen wurde der Bereich immer schmerzhafter und auch immer dicker. Als mein Vater mit mir zum Arzt ging, stellte der nach seiner Untersuchung fest, daß ich an „Morbus Schlatter" leiden würde. Ich weiß noch, daß mein Vater witzelte, daß ich jetzt ein „Schlotterknie" hätte, weil das so ähnlich klang. Unser Hausarzt sagte mir, daß ich mir keine Sorgen machen solle, das würde von alleine heilen, man müßte das Bein nur eine Zeit lang ruhigstellen. Also bekam ich einen Gips bis zum Oberschenkel, den der Arzt persönlich anlegte und mich anschließend nach draußen zum Auto meines Vaters trug. Diesen Gips mußte ich für sechs Wochen tragen. Die Mädchen in meiner Klasse fanden das recht amüsant, weil ich nun einen Gang hatte wie Orry Main aus „Fackeln im Sturm“, aber während der Zeit, in der ich den Gips tragen mußte, fand auch eine einwöchige Klassenfahrt zum Skifahren nach Österreich statt. Lustigerweise habe ich deshalb nie das Skifahren erlernt, bin aber seit vielen Jahren Snowboarder, was ich sehr schnell lernte, weil Technik und Bewegungen dem Skateboardfahren sehr ähnlich sind.

Da ich beim Skateboardfahren und auch beim Snowboarden mit dem linken Beine vorne stehe (sog. Regular-Stance), ergab es für mich Sinn, daß das linke Bein betroffen war, da mit dem vorderen Bein die hauptsächlichen Lenkbewegungen ausgeführt werden. Als mir der Gips sechs Wochen später abgenommen wurde, waren die Muskeln des linken Beins zwar etwas atrophiert, aber der Bereich unterhalb des Knies war nur noch wenig größer als auf der rechten Seite. Ich weiß noch, daß ich eine Zeit lang Reizstrombehandlungen bekam, aber ansonsten wurde nichts weiter gemacht. Das Bein war nach kurzer Zeit vollständig geheilt und ich konnte wieder völlig schmerzfrei Sport machen. Bis heute habe ich an dieser Stelle nie wieder Probleme gehabt.

Die Bezeichnung für das Geschehen habe ich nie vergessen, doch als ich es Jahre später nachschlug, fiel mir auf, daß die offizielle Beschreibung von „Morbus Schlatter“ (auch „Morbus Osgood Schlatter“) als „aseptische Nekrose der Tibiaapophyse im Bereich des Tibiakopfs mit röntgenologisch grober Zerklüftung und Strukturauflösung des Knochenkerns“ beschrieben wird. Es handelt sich also um den Abbau und Rückgang von Knochengewebe. Warum aber war dann der Knochen in diesem Bereich meines linken Beins so stark angeschwollen?

Ich fand weiter in der Literatur, daß „Morbus Schlatter" „vorwiegend bei Jungen zwischen dem 10. und 15. Lebensjahr vorkommt", was aus neumedizinischer Sicht verständlich ist, weil in diesem Alter der Übergang vom Kindersport zum ernsthaften Sport mit mehr Ehrgeiz angesiedelt ist. Kinder machen Sport eher spielerisch und haben noch keine eigenen Ambitionen, doch bei Jugendlichen kommt es viel eher zu Selbstwertkonflikten, wenn die Anforderungen an sich selbst und von außen sehr hoch sind und nicht erfüllt werden.

Was die Ursachen aus schulmedizinischer Sicht angeht, so heißt es „meist spontan auftretend, mit unspezifischer Destruktion", und: „Als Ursachen werden lokale Durchblutungsstörungen und konstitutionelle Faktoren diskutiert"; soll heißen: Nichts Genaues weiß man nicht. Auch eine als weitere mögliche Ursache angenommene „sportliche Überlastung" halte ich nicht für den Grund einer Knochennekrose, unter anderem, weil es dem Wolffschen Gesetz der Transformation der Knochen zuwiderläuft, welches besagt, daß ein Knochen sich aufbaut und an Festigkeit zunimmt, wenn er belastet wird.

Als ich Jahre später die Neue Medizin kennenlernte, wurde mir der Verlauf schnell klar. Nach meinem sportlichen Selbstwertkonflikt beim Skateboardfahren lief der Vorgang der Knochennekrose unbemerkt, weil ohne Symptome oder Schmerzen ab, während nach Lösung des Konflikts die Heilungsphase begann, woraufhin der zuvor abgebaute Knochen in kurzer Zeit überschüssig rekalzifiziert, also wieder aufgebaut wurde und der einschießende Callus die enorme Schwellung verursachte. Zudem kam es zu starken Schmerzen, weil das Periost, also die Knochenhaut während dieser Phase stark gedehnt wurde.

Ich bin meinem damaligen Hausarzt besonders dankbar, weil er (genau wie es Dr. Hamer in seinen Ausführungen zum Thema angibt) das Bein einfach mit einem Gips ruhigstellte, so daß die Knochenregeneration in Ruhe ablaufen konnte. Wenn ich heutzutage mit den gleichen Symptomen an den falschen Arzt geraten würde, wäre es sehr wahrscheinlich, daß ich mit der Diagnose „Knochenkrebs" versehen und entsprechen behandelt werden würde, also Amputation des betroffenen Beins oberhalb des Kniegelenks (auf jeden Fall, wenn nach einer Knochenpunktion der Callus ins freie Gewebe laufen und ein Osteosarkom produzieren würde), also „weit im Gesunden", mit anschließender Chemotherapie „zur Sicherheit", weil man Rezidive oder „Metastasen" befürchten würde, die auch nicht unwahrscheinlich wären, weil man in üblicher Manier Angst und Panik verbreiten würde, woraus Folgekonflikte entstehen, wodurch weitere biologische Programme gestartet würden, die sodann von der Schulmedizin als „Metastasen" gedeutet würden. Es ist nicht selten, daß eine solche Abwärtsspirale aufgrund der schulmedizinischen „Behandlung" zum Tode führt.

Wissenschaftlichkeit

Seit die Schulmedizin begriffen hatte, daß die Abläufe im menschlichen Körper bestimmten Prinzipien unterliegen, hat sie versucht, eine Naturwissenschaft zu werden, indem sie sich die Erkenntnisse der genuinen Naturwissenschaften zunutze machte und die biologischen, chemischen und physikalischen Abläufe im menschlichen Körper im Laufe der Zeit immer genauer und detaillierter erforschte. Das Problem dabei ist jedoch seit jeher, daß im Rahmen dieser Betrachtungs- und Vorgehensweise ein wichtiger, wenn nicht der entscheidende Faktor des menschlichen Lebens außer acht gelassen und ignoriert wurde: das subjektive Empfinden des Individuums. Seit einiger Zeit räumt die Medizin zwar ein, daß es gewisse psychosomatische Zusammenhänge gibt, aber die immer genauer gewordene Diagnostik und die darauf aufbauenden Therapien behandeln den menschlichen Körper noch immer im Rahmen eines streng mechanistischen Weltbildes als eine Maschine, die gewartet und beim Auftauchen von Problemen in Form von „Symptomen" repariert werden muß.

Als weitere Folge des Versuchs, eine Naturwissenschaft zu werden, verwendet die Medizin die wissenschaftliche Methode, um Erkenntnisse zu gewinnen. Lassen Sie uns einmal betrachten, inwieweit sich die Schulmedizin selbst mit der wissenschaftlichen Methode überprüfen läßt. Zur Erinnerung hier die Vorgehensweise:

1. Erstellen einer Hypothese
2. empirische Datensammlung
3. Aufrechterhaltung der Hypothese bei beständiger Verifikation
4. Verwerfung der Hypothese bei Falsifikation

Die entscheidende Frage ist: Ab wann gilt eine Hypothese als falsifiziert und widerlegt? Streng genommen reicht dazu ein einziger Fall aus, bei dem die Hypothese nachprüfbar nicht korrekt ist. Nehmen wir dazu als Beispiel die Infektionstheorie. Die übergeordnete Hypothese lautet, daß bestimmte „Krankheiten“ durch von außen kommende Erreger verursacht werden. Ohne eine Eingrenzung ist diese Formulierung zu allgemein und daher nicht falsifizierbar im Rahmen der von Popper geforderten Vorgehensweise, die bis heute gängig ist. Eine korrekte Hypothese müßte also lauten: Die „Krankheit“ XY wird durch den Erreger Z verursacht. Diese Hypothese kann leicht mit der deduktiven Methode und den Koch'schen Postulaten überprüft werden. Die erste Bedingung wäre der zweifelsfreie Nachweis der Existenz des jeweiligen Erregers durch Isolation, Fotografie und genetische Analyse. Anschließend müßte überprüft werden, ob der isolierte Erreger Z in jedem Fall die „Krankheit“ XY im streng kausalen Sinne auslöst. Die Übertragbarkeit wird durch den erneuten Nachweis im Wirt bewiesen, der zudem die gleichen Symptome der „Krankheit“ aufweisen muß, wie derjenige, aus dem der Erreger zuerst isoliert wurde. Zur vollständigen Übernahme der Hypothese als Theorie müßte diese Art der Überprüfung über einen langen Zeitraum stets das gleiche Ergebnis aufweisen.

Nun wurden bereits seit vielen Jahrzehnten Versuche durchgeführt, legale wie illegale, mit der Absicht zu beweisen, daß „Krankheitserreger“ übertragbar sind und in Folge dieser Übertragung eine „Krankheit“ auslösen. Sämtliche in dieser Hinsicht gewonnenen Erkenntnisse zeigen eindeutig, daß die Infektionstheorie falsch ist. Auch in jedem „gesunden“ Menschen finden sich alle Arten von angeblich „pathogenen“ Keimen, ohne daß der entsprechende Mensch irgendwelche Symptome aufweist oder „krank“ ist. Des weiteren ist die Rate, bei denen eine Person durch den Kontakt mit einer anderen,

„kranken" Person, in Folge die gleichen Symptome bekommt, so gering, daß die Behauptung, ein Erreger würde für die Symptome verantwortlich sein, definitiv nicht korrekt ist. Die Gründe für eine gewisse Korrelation lassen sich, wie wir noch sehen werden, viel einfacher erklären als durch ominöse „Krankheitserreger".

In seinem Buch *Mythos Ansteckung* zieht Dr. Johann Loibner aus Österreich nach über 40 Jahren Berufserfahrung die Schlußfolgerung: *„Die Krankheit ist immer eine Reaktion des Individuums auf eine Schädigung. Die Krankheit als eigenes Wesen ist Fiktion. Krankheiten einfach zu übertragen, ist aus diesen Gründen nur in der Theorie möglich. Wenn nicht die Bedingungen, persönliche Krankheitsneigung, augenblickliche Verfassung, aktuelles Klima, Ernährungszustand, Lebensgewohnheiten, etc. für eine bestimmte Krankheit empfänglich machen, kann selbst das Einbringen von bakteriellen Kulturen nur vorübergehende und je nach Person unterschiedlich starke Reaktionen bewirken."*[1] Natürlich benutzt er als Schulmediziner die Bezeichnung „Krankheit", aber er hat aufgrund seiner Erfahrungen erkannt, daß es keine „Krankheiten" durch übertragbare „Erreger" geben kann, sondern immer etwas mit den individuellen Lebensumständen eines Menschen zu tun hat, wenn dieser bestimmte Symptome zeigt.

Was die spezifischere Hypothese angeht, daß „Krankheit" XY durch ein Virus V verursacht wird", so kann diese Hypothese bereits durch die Nichterfüllung des ersten Koch'schen Postulats eindeutig und zweifelsfrei falsifiziert werden. Das bedeutet im Klartext, auch wenn Millionen von Menschen dies noch immer glauben, daß kein angeblich pathogener Virus jemals

[1] aus: Loibner, Johann, *Mythos Ansteckung*, Michaels Verlag 2014, S.29

nach wissenschaftlichen Grundlagen isoliert, fotografiert und genetisch analysiert wurde. Im Falle von HIV habe ich ein eigenes Buch darüber verfaßt (*Keine Angst vor HIV. Gib den Fakten eine Chance*) und darin unter Berücksichtigung der offiziellen Veröffentlichungen der angeblichen „Entdecker" klar aufgezeigt, daß dieses angebliche Virus niemals wissenschaftlich korrekt nachgewiesen, isoliert, genetisch analysiert und fotografiert wurde und „AIDS" keine durch ein Virus verursachte Infektionskrankheit ist. Ich erwähne das nicht aus werbetechnischen Gründen, sondern um zu untermauern, daß meine Argumente auf überprüfbaren Fakten basieren.

Durch ein Virus verursachte Seuchen und Epidemien gibt es nur in Hollywood-Filmen, wo Viren mittlerweile sogar für die Entstehung und Verbreitung von Vampiren und Zombies herhalten müssen. Die wahren Ursachen von real auftretenden Seuchen sind extreme Mangelernährung, mangelnde hygienische Umstände und Vergiftungen. Das angebliche „Ebola-Virus" beispielsweise ist kein übertragbarer Erreger, sondern ein künstlich entwickelter biologischer Kampfstoff, für den das amerikanische Gesundheitsministerium das Patentrecht besitzt (Patentanmeldung US 20120251502 A1). Dieser biologische Kampfstoff wird nicht übertragen, sondern er muß verabreicht werden. Und jedesmal, wenn ein sogenannter „Ebola-Ausbruch" in irgendeinem kleinen afrikanischen Dorf stattfindet, hat interessanterweise kurz vorher eine Impfkampagne der WHO stattgefunden. Ein Schelm, wer Böses dabei denkt und einen Zusammenhang vermutet, bei dem es um medizinische Experimente an Menschen geht, für die sich niemand interessiert und die niemanden haben, der für sie eintritt.

Eine aktuelle Untersuchung, angeregt durch ein Gerichtsverfahren, das vom deutschen Biologen Dr. Stefan Lanka geführt wurde, hat nach Prüfung der sechs grundlegenden, angeblich wissenschaftlichen Publikationen (einschließlich Enders und Peebles 1954) durch unabhängige Gutachter ergeben, daß ein Virus, das angeblich die „Krankheit“ Masern auslöst, niemals entdeckt, isoliert, fotografiert oder genetisch aufgeschlüsselt wurde, geschweige denn der Auslöser für den als Masern bezeichneten Hautausschlag sein kann. Das bedeutet in Folge nicht nur, daß jede sogenannte „Masernimpfung“, die jemals durchgeführt wurde, ohne jede wissenschaftliche Grundlage erfolgt ist, sondern auch, daß jede nach dem offiziellen Gerichtsurteil des sogenannten Masern-Prozesses durchgeführte „Masernimpfung“ eine rechtswidrige Körperverletzung darstellt. Wenn man die Leute mit diesen Fakten konfrontiert, fragen sie sich nicht etwa, was sie sich und ihren Kindern all die Jahre haben in den Körper spritzen lassen, sondern sie reagieren entweder mit Ungläubigkeit ob der Fakten oder mit irrationalen Gegenargumenten: „Was soll denn sonst die Ursache sein?“ – Das erinnert an religiöse Leute, die jedem Atheisten entgegnen: „Wie soll denn sonst das Universum entstanden sein?“

Recherchiert man im Internet, so werden die Fakten seitens der Schulmedizin selbstredend ignoriert und verdreht. Man argumentiert, daß es in dem Gerichtsverfahren nie darum ging und auch der Urteilsspruch keinerlei Aussage darüber trifft, ob es ein Masern-Virus gibt oder nicht; es sei nur um die Formulierung in Dr. Lankas Forderungen gegangen. Die Richter würden auch weiterhin an die Existenz eines Masern-Virus glauben. Mag sein, aber Glauben gehört in die Kirche oder ins Privatleben, die Fakten sprechen für sich: Es gibt keine wissenschaftliche Publikation, welche die Existenz eines Masern-Virus nachweist. Punkt. Was gibt es daran nicht zu verstehen? Und wenn es doch nach Meinung der Schulmedizin ein solches Virus gibt, warum weist es dann niemand in korrekter wissenschaftlicher Vorgehensweise nach, so wie all die anderen angeblich existierenden und pathogenen Viren? Letztlich gilt immer noch, wer eine Behauptung aufstellt, der ist auch in der Beweispflicht, welcher die Schulmedizin bislang nicht nachgekommen ist.

„Erst wenn ganz sicher ausgeschlossen ist, daß nicht die Experimente und Methoden selbst das Ergebnis hervorbrachten, darf man den Ergebnissen eine Aussagekraft und einen Wert beimessen. Nachweislich des gesamten Schrifttums der Infektionsbehauptungen und der schulmedizinischen Krebstheorien ist das bis heute nicht geschehen. Hier wurden und werden bis heute keine Kontrollexperimente durchgeführt. Die getätigten Aussagen dürfen deswegen nicht als wissenschaftlich, nicht als Tatsachen und nicht als bewiesen ausgegeben werden. Weil nie Kontrollversuche durchgeführt wurden, ist den Beteiligten nicht aufgefallen, daß die Art und Weise der Experimente die Resultate vorherbestimmt haben. So wurden die alten Vorstellungen von Krankheitsgiften in die heutigen Ideen von Metastasen, Viren, Krankheitsgenen und einem kämpfenden Immunsystem verwandelt, obwohl solche Dinge niemals in einem Menschen gesehen, sondern nur in Vorgänge im Reagenzglas hineininterpretiert wurden. So haben sich die Beteiligten selbst und die Öffentlichkeit mit ihren Aussagen zu Infektionen, zum Impfen, zu Krebs und zur Krebsbehandlung getäuscht.“[2]

Soweit die Betrachtung der Medizin gemäß ihren eigenen Regeln. Was die Neue Medizin angeht, so läßt sich das nachfolgend dargestellte deduktiv logische Schema dazu verwenden, um den genauen Ablauf eines biologischen Programms zu bestimmen. Was jedoch nicht objektiv meßbar ist, ist der be-

---

[2] aus: Lanka, Dr. Stefan, *Entwicklung von Medizin und Menschheit* in Wissenschafftplus, Das Magazin, 6/2015, S.7

reits erwähnte menschliche Faktor des subjektiven Empfindens. Die Frage, die sich daraus ergibt, ist, ob Medizin jemals ausschließlich Naturwissenschaft sein kann, um alle Faktoren und Variablen des Individuums angemessen zu berücksichtigen?

Deduktiv logische Vorgehensweise

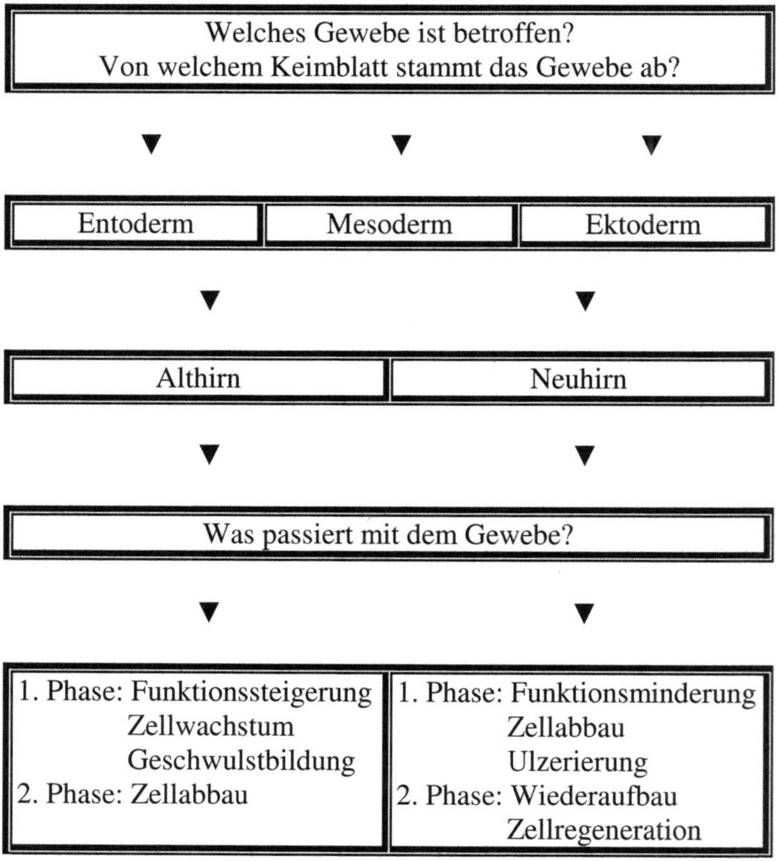

Eine Auflistung der Gewebezuordnung zu den Keimblättern und den steuernden Gehirnbereichen finden Sie im Anhang A ab Seite 71.

Schulmedizinische Diagnosen sind natürlich nur willkürliche Etiketten. Ich habe sie hier der Vollständigkeit halber aufgeführt, da man vom Arzt in der Regel nicht gesagt bekommt, welches Gewebe beim aktuellen biologischen Programm betroffen ist, sondern man erhält eben eine schulmedizinische Bezeichnung.

Beim Arztbesuch kann es daher sinnvoll sein, einmal nachzufragen, was gerade mit welchem Gewebe passiert. Wenn Sie die Konsultation eines Arztes generell ablehnen, weil sie sich gut genug mit Anatomie auskennen, so entspricht das genau meiner Sichtweise. Sollten Sie nicht zum Arzt gehen wollen, aber sich nie mit Medizin oder Anatomie beschäftigt haben, kommen Sie nicht drumherum, sich wenigstens die Grundlagen von Anatomie und Histologie zu Gemüte zu führen, um das entsprechend betroffene Gewebe bestimmen zu können.

Einige Beispiele für das deduktiv logische Schema:

Diagnose „Darmkrebs“
betroffenes Gewebe: Darmschleimhaut
Keimblattzugehörigkeit: Entoderm
steuernder Gehirnbereich: Stammhirn
Gewebeaktivität: Zellwachstum / Funktionssteigerung
folglich konfliktaktive Phase
Brocken-Konflikt muß noch gelöst werden

Diagnose „Akne“
betroffenes Gewebe: Lederhaut
Keimblattzugehörigkeit: Althirn-Mesoderm
steuernder Gehirnbereich: Kleinhirn
Gewebeaktivität: Gewebeabbau durch Bakterien („Pickel“)
folglich konfliktgelöste Phase
Attacke- oder Besudelungskonflikt wurde bereits gelöst

Diagnose „Lymphom"
betroffenes Gewebe: Lymphknoten
Keimblattzugehörigkeit: Neuhirn-Mesoderm
steuernder Gehirnbereich: Großhirn-Marklager
Gewebeaktivität: Wiederaufbau des Gewebes
folglich konfliktgelöste Phase
leichter Selbstwertkonflikt wurde bereits gelöst

Diagnose „Bindehautentzündung"
betroffenes Gewebe: Bindehaut des Auges
Keimblattzugehörigkeit: Ektoderm
steuernder Gehirnbereich: Großhirnrinde
Gewebeaktivität: Wiederaufbau des Gewebes
folglich konfliktgelöst Phase
visueller Trennungskonflikt wurde bereits gelöst

Diagnose „Mittelohrentzündung"
betroffenes Gewebe: Eustachische Röhre
Keimblattzugehörigkeit: Entoderm
steuernder Gehirnbereich: Stammhirn
Gewebeaktivität: Gewebeabbau durch Bakterien
folglich konfliktgelöste Phase
Hörbrockenkonflikt wurde bereits gelöst

Diagnose „Brustdrüsenkrebs"
betroffenes Gewebe: Milchdrüsen
Keimblattzugehörigkeit: Althirn-Mesoderm
steuernder Gehirnbereich: Kleinhirn
Gewebeaktivität: Zellwachstum / Funktionssteigerung
folglich konfliktaktive Phase
Angst-Sorge-Konflikt wurde noch nicht gelöst

Konfliktinhalte

Im Grunde genommen würde es reichen, wenn man herausgefunden hat, daß sich ein biologisches Programm in der zweiten Phase oder Heilungsphase befindet. Man kann sich entspannen, weiß man doch, daß der Körper sich selbst regeneriert und daß die auftretenden Symptome nicht Teil einer „Krankheit" sind, sondern notwendige Folgen oder Begleiterscheinungen des Heilungsprozesses. Natürlich ist es hilfreich, ab und an ein Auge auf den Verlauf zu werfen, damit man allzu heftige Nebeneffekte vielleicht etwas abmildern kann. Um Rezidive zu vermeiden und sich möglicherweise auch während der Regenerationsphase mit dem Konfliktinhalt auseinanderzusetzen, ist es durchaus sinnvoll, den Grund für den Konflikt zu ergründen und die Situation, die zum Konflikt geführt hat, zu rekapitulieren.

Falls man sich noch in der konfliktaktiven Phase befindet, kann das Auseinandersetzen mit dem Konfliktinhalt helfen, diesen zu lösen, insbesondere, wenn man sich nicht sicher ist, welches Gewebe genau betroffen ist. Im allgemeinen ist es in der konfliktgelösten Phase leichter, anhand der körperlichen Symptome auf den Konflikt zu schließen. In der konfliktaktiven Phase fühlt man sich auch nicht „krank" oder schlapp, sondern ist in vielen Fällen eher leistungsfähiger und getrieben, was uns ja befähigen soll, unsere Konflikte zu lösen. Diese Getriebenheit kann uns jedoch auch helfen, unseren Konflikt zu ergründen, da unsere Gedanken sich um den Konfliktinhalt drehen und uns ein bestimmtes Thema oder ein bestimmter Vorfall nicht mehr losläßt, bis wir eine Klärung herbeiführen konnten.

Es gibt eine Reihe von Fragen, die uns helfen können, das Konfliktthema herauszufinden:

Fragen zur konfliktaktiven Phase:

- Welches Thema läßt mich gedanklich nicht los?
- Worum kreisen meine Gedanken?
- Worauf ist mein Bewußtsein fixiert?
- Was belastet mich?
- Was bereitet mir Sorgen und Kopfzerbrechen?
- Was ist mir Schlimmes passiert?
- Wann hat diese veränderte Situation begonnen?
- Was war der Auslöser?

Abgesehen von den Symptomen des oder der betroffenen Organe oder Organteile, gibt es während der konfliktgelösten Phase weitere Indizien, die uns bei der Suche nach dem Konfliktthema hilfreich sein können:

Fragen zur konfliktgelösten Phase:

- Seit wann hat sich mein Denken bzw. mein Geist beruhigt?
- Was ist passiert, das mich beruhigt hat?
- Seit wann kann ich mich wieder entspannen?
- Seit wann schlafe ich wieder ruhig und tief?
- Seit wann habe ich wieder guten Appetit?
- Was hat sich in meinem Leben ereignet oder verändert?

Typische Situationen die zu einer Konfliktlösung führen, meist durch Beendigung einer belastenden Situation:

- Urlaubsbeginn / Wochenende / Jobwechsel / Kündigung
- Klärendes Gespräch / Aussprache / Versöhnung
- Finanzielle Verbesserung / Unterstützung
- Weggang oder Wiederkehr einer bestimmten Person
- Erfolg / Meisterung einer Prüfung oder eines Hindernisses

Sinnhaftigkeit

Ein weiterer wichtiger Punkt, der im Rahmen eines mechanistischen Menschenbildes nicht berücksichtigt wird, ist die Sinnhaftigkeit der biologischen Prozesse, die von der Schulmedizin als „Krankheiten“ bezeichnet werden. Das liegt daran, daß die Grundlagen des schulmedizinischen Weltbildes einerseits noch immer auf einer judäo-christlichen Sichtweise basieren, aufgrund derer es feindliche Organismen sowie bösartige Prozesse gibt, die als feindliche Angriffe erachtet werden, und die man bekämpfen muß, während andererseits die menschliche „Seele“, also das subjektive Gefühlsempfinden, im Laufe der Jahrhunderte allmählich als bedeutsamer Faktor abgetan und schließlich verworfen wurde. Wenn das subjektive, individuelle Empfinden eines Menschen jedoch nicht als Variable in die Gleichung mit einbezogen wird, bleibt der Sinn eines biologischen Prozesses auf der Strecke und die „Krankheit“ wird zum sinnlosen Fehler der Natur.

Nun ist der Ansatz, den sogenannten „Krankheiten“ Sinn zu verleihen, nicht neu. Der Unterschied der Neuen Medizin zu psychosomatischen Modellen ist der, daß von den subjektiv empfundenen Momenten abgesehen, in denen eine Situation als konfliktiv empfunden und der Konflikt gelöst wird, das eigentliche biologische Programm klaren Gesetzmäßigkeiten folgt und außerdem ein *biologischer* Sinn vorliegt, anstatt eine psychologische Interpretation.

Bei psychosomatischen oder auch somatoformen „Erkrankungen“ handelt es sich im Gegensatz zu den biologischen Programmen der Neuen Medizin um analoge Geschehen. Beim Formenkreis der psychosomatischen und somatoformen „Krankheiten“ kann es sich durchaus um Geschehen handeln, die aufgrund von kumuliertem oder akutem Streß auftreten, wohingegen die biologischen Programme der Neuen Medizin aufgrund eines Konfliktschocks gestartet werden. Der aufgrund dieses gestarteten biologischen Programms auftretende Streß der sympathikotonen Phase ist die *Folge* des Konfliktschocks, nicht die Ursache, und soll das Individuum dazu befähigen, den Konflikt zu lösen.

Der Unterschied zwischen einer psychosomatischen Reaktion und einem biologischen Programm kann einfach festgestellt werden: Die Symptome der psychosomatischen Störung hören in dem Moment auf, in dem der Auslöser wegfällt. Das biologische Programm im Gegensatz dazu wechselt bei einer Konfliktlösung von der ersten in die zweite Phase, was in fast allen Fällen überhaupt erst zu Symptomen führt, da die zweite Phase die Phase der Regeneration ist.

Als Beispiel möchte ich den Fall einer Frau aufführen, die mehrmals im Jahr eine Blasenentzündung bekam. Die ältere Dame wohnte auf der ersten Etage eines Mehrfamilienhauses, das auf jeder Etage zwei Wohnungen mit gegenüberliegenden Eingängen hatte. In der gegenüberliegenden Wohnung der Dame wohnte ihre Tochter, die ihre Mutter in vielerlei Hinsicht unterstützte und daher auch einen Schlüssel zur deren Wohnung hatte. Nachdem ich die Dame bereits eine Weile kannte, fiel mir auf, daß die Blasenentzündung jedesmal dann auftrat, wenn ihre Tochter gerade in Urlaub war. Wäre dies lediglich ein oder zwei Mal aufgetreten, könnte man von einem Zufall sprechen, doch nach einiger Zeit konnte mal klar einen Zusammenhang erkennen. Als ich mit der Dame über diese zeitliche Übereinstimmung sprach, sagte sie mir, daß sie sich von ihrer Tochter kontrolliert fühlen würde und es ihr nicht gefallen würde, daß sie so oft unangemeldet in ihre Wohnung kommen würde. Und wenn ihre Tochter in den Urlaub fahren würde, wäre sie stets erleichtert, weil sie dann eine Zeit lang ihre Ruhe hätte. Wenn da nicht immer diese lästige und unangenehme Blasenentzündung wäre...

Aus neumedizinischer Sicht ist die Sachlage ganz eindeutig: Die ältere Dame konnte gegenüber ihrer Tochter ihr Revier, also ihre Wohnung, nicht abgrenzen und markieren, was auf biologischer Ebene zur Verminderung der Sensibilität der Blasenschleimhaut führte. Bei einem länger andauernden Reviermarkierungskonflikt kommt es außerdem zur Ulzerierung der Blasenschleimhaut. Jedesmal nun, wenn die Tochter in Urlaub fuhr, löste sich der Konflikt auf natürliche Weise und trat in die Regenerationsphase ein, was zur Folge hat, daß die Blasenschleimhaut in der zweiten Phase hypersensibel wird, was zu dem unangenehmen Gefühl des ständigen Harndrangs führt, damit man auf biologischer Ebene nun sein Revier wieder gründlich und ständig markieren kann.

Ein weiteres Beispiel: Ein älterer Herr, der zuhause von seiner Tochter und einem ambulanten Pflegedienst versorgt wurde, hatte seit sieben Jahren Parkinson mit starkem Tremor der linken Hand sowie einen ulzerierenden Brustkrebs der Milchgänge (duktales Karzinom) auf der linken Seite. Als ich seine Tochter fragte, ob ungefähr ein halbes Jahr vor Beginn der Symptome etwas Schlimmes geschehen sei, ob z.B. ein Kind gestorben sei, sah sie mich verwundert an und fragte, woher ich das wissen könne. Ein halbes Jahr vor dem Beginn seiner Symptome war nämlich seine Frau gestorben.

Nun wäre beim Trennungskonflikt eines Ehepartners, der jemandem „von der Brust gerissen“ wird, typischerweise die rechte Körperhälfte betroffen (denn der ältere Herr war Rechtshänder), doch auf Nachfrage erfuhr ich, daß der ältere Herr seine pflegebedürftige Frau bis zu ihrem Tod wie ein Kind gepflegt hatte, sie stets links von ihm gelegen und seine

Hand gehalten hatte. Aus diesem Grund hatte sich das duktale Karzinom auf der linken Seite entwickelt, da seine Frau in ihrer Pflegebedürftigkeit für ihn irgendwann den Status eines Kindes eingenommen hatte. Und die Tatsache, daß er sie nicht (mehr) festhalten konnte und dies für ihn ein so großer Konfliktschock war, hatte er außerdem den Tremor der linken Hand entwickelt. Das duktale Karzinom wurde übrigens niemals behandelt, bildete sich sogar nach ein paar Jahren stark zurück und hat außerdem niemals irgendwelche „Metastasen“ gebildet.

Genetische Ursachen und zeitliches Auftreten

Eine genetische Ursache, also Vererbung, ist aus Sicht der Schulmedizin ein verbreiteter Grund für viele sogenannte „Krankheiten“, insbesondere für die biologischen Programme, die als „Krebs“ bezeichnet werden. Doch ebenso wie andere externe und nicht kontrollierbare behauptete Ursachen, ist auch Vererbung eine Gleichung ohne Sinn, weil man annimmt, daß es keinen sinnvollen Grund für die ablaufenden biologischen Prozesse gibt. Aus dieser Sichtweise sind wir alle aus medizinsicher Sicht lediglich tickende Zeitbomben, die früher oder später auf jeden Fall detonieren, sprich: Wir alle werden früher oder später krank werden. Es gibt kein Entrinnen, weil es genetisch so festgelegt ist. Abgesehen von einer sehr defätistischen Einstellung, findet sich bei dieser Annahme keinerlei Begründung für den Zeitpunkt, an dem ein bestimmter Prozeß auftritt. Bei genauer Betrachtung ist der genetische Ansatz lediglich die Erweiterung des zellularpathologischen Ansatzes. Seit Virchows Formulierung Mitte des 19. Jahrhunderts glaubte man (und das bis heute), daß eine Zelle aus sich selbst heraus die Macht zur Veränderung oder „Entartung“ hat. Die Vertreter des genetischen Ansatzes glauben im Grunde das gleiche, nur daß sie der genetischen Information innerhalb der Zelle die Ursache für eine Zellveränderung zuschreiben. Beide Ansätze vereint, daß sie eine zentrale und sinnvolle Steuerung zellularer Prozesse vom Gehirn ebenso ignorieren wie die Erkenntnis, daß sich genetische Strukturen ständig verändern. Und anzunehmen, daß zellulare oder genetische Strukturen die Ursache für „Krebs“ sind, ist als ob man sagen würde, die Ursache für das Wachstum eines Organs sind die wachsenden Zellen. Doch ein Teil eines Prozesses ist niemals dessen Ursache.

„Auch die Annahme einer Erbsubstanz in den Zellen war von Anfang an widerlegt, da beobachtet, aber ausgeblendet wurde, daß diese Substanz sich ständig ändert. Wenn sich etwas ständig ändert, kann es auch keine Erbsubstanz sein. Hier zeigt sich, daß es fatal war, die Widerlegungen und Widersprüche nicht ernst zu nehmen, denn sonst hätte sich eine Genetik, die auch zur Euthanasie führte, nie entwickeln können. Noch heute, Jahrzehnte nach der Widerlegung der Gen-Ideen, lassen sich z.B. viele Frauen prophylaktisch beide Brüste amputieren, weil sie glauben, daß es Brustkrebs-Gene gäbe und sie Trägerinnen seien. In Wirklichkeit handelt es sich dabei um normale Veränderungen dieser Zellkernsubstanz und um über tausend unterschiedlichste Patentanmeldungen."[3]

Was den Ort eines Geschehens im Körper angeht, wird aus der genetischen Sicht die Ansicht vertreten, daß eine bestimmte „Krankheit“ deshalb auftritt, weil bereits einer der Elternteile oder auch mehrere Personen in der Familiengeschichte die gleiche „Krankheit“ hatten und dies an ihre Nachkommen vererbt haben. Diese Sichtweise halte ich jedoch für einen Trugschluß und zudem für eine bequeme Ausrede. Wenn in einer Familie gehäuft bestimmte Prozesse auftreten, so ist dies die Folge der Übernahme von Verhaltensmustern und Glaubenssätzen innerhalb dieser Familie, die in einem gleichen oder ähnlichen Weltbild münden, was wiederum zu vorhersagbaren Verhaltensmustern und emotionalen Reaktionen in bestimmten Situationen führt. Menschen mit gleichen oder sehr ähnlichen Glaubenssätzen und einem bestimmten Weltbild weisen auch die gleiche Affinität für entsprechende biologische Programme auf.

---

[3] ebenda, S.8f.

Um auf den Aspekt des Zeitpunkts zurückzukommen, so wird diese Lücke durch den Konfliktschock gefüllt und erklärt. Denn selbst wenn wir einmal eine genetische Disposition annehmen, die bestimmte „Krankheiten“ aufweist, so bleibt weiterhin die Frage offen: „Warum gerade jetzt?“ Wenn es eine 70%ige Wahrscheinlichkeit für den Ausbruch einer bestimmten „Erkrankung“ gibt, wer entscheidet dann, ob und wann dieser Fall eintritt?

Ich habe schon oft das Argument gehört, daß man sich einen Konfliktschock als Ursache einfach so lange schönredet, bis dieser als Erklärung paßt, doch wenn man beim 150. Fall eines biologischen Programms das gleiche Konfliktmuster erkennt, fängt man an, das ganze anders zu betrachten. Andererseits werden die meisten Menschen nicht in der Position sein oder die Gelegenheit bekommen, eine größere Anzahl von Fällen vergleichen zu können, um entsprechende Rückschlüsse zu ziehen. Doch es gibt etwas, das für jeden Menschen sehr gut beobachtbar ist, nämlich das eigene Leben. Wir alle haben im Laufe unseres Lebens bestimmte „Krankheiten“, und da es sich um unser subjektives Empfinden handelt, sind wir selbst in jedem Fall die beste Wahl, um den Zusammenhang zu unserer entsprechenden Lebenssituation zu sehen und zu verstehen, vorausgesetzt wir ziehen grundsätzlich in Erwägung, daß es einen Zusammenhang zwischen den Ereignissen in unserem Leben und den in unserem Körper auftretenden Prozessen gibt.

Vor einigen Jahren lebte ich in einer längeren Partnerschaft mit einer Frau und ihrer Tochter zusammen, die drei Jahre alt war, als die Beziehung begann, und im Laufe der Jahre übernahm ich nach und nach die Rolle des „Stiefvaters“. Als die Beziehung ungefähr zehn Jahre angedauert hatte, trennten wir uns und ich zog aus der gemeinsamen Wohnung aus. Etwas mehr als ein Jahr später näherten wir uns jedoch erneut an und wollten versuchen, die Beziehung wieder aufzunehmen. Einige Monate darauf klagte ihre Tochter immer wieder über Unterbauchschmerzen, woraufhin bei ihrer Frauenärztin mittels Sonographie eine Eierstockzyste festgestellt wurde. Man wollte den Verlauf beobachten, doch es dauerte einige Zeit, bis die Schmerzen im Unterbauch erneut und viel heftiger auftraten.

Ich weiß noch genau, daß ich damals einen Anruf von meiner Freundin erhielt und sie mir ohne Umschweife oder jede Vorerklärung sagte, daß ihre Tochter notoperiert werden müsse. Ich erinnere mich noch daran, wie mir der Schreck wortwörtlich durch die Glieder fuhr und ich innerlich wie vom Blitz getroffen zusammenzuckte.

Es stellte sich im Krankenhaus heraus, daß die Zyste enorm gewachsen war und nun Druck auf das umgebende Gewebe ausübte. Der zuständige Oberarzt erklärte, daß man zu lange gewartet habe und die Zyste nun bereits „eingeblutet" hatte. Im Gegensatz zur schulmedizinischen Ansicht, daß eine Eierstockzyste „infiltrierend" wachsen kann, ist es tatsächlich so, daß die Zyste aus dem Eierstock *heraus*wächst und zuletzt nur noch mit einem Stiel mit der Zyste verbunden bleibt. Was der Oberarzt als „eingeblutet" bezeichnete, war nichts weiter als die eigene Versorgung mit Blutgefäßen, welche die Zyste gebildet hatte. Viele Zusammenhänge werden halt klarer, sobald man solche Veränderungen im Körper nicht direkt als wild wuchernde und sinnlose Prozesse erachtet. Der biologische Sinn einer Eierstockzyste besteht in der Produktion von Östrogen nach Lösung eines Verlustkonflikts, damit die Frau jünger aussieht und schneller einen (neuen) Partner findet. Die Tochter meiner Freundin hatte also die Trennung und meinen Auszug aus der Wohnung als Verlustkonflikt erlebt, der in Lösung ging als ihre Mutter und ich uns erneut annäherten und ich wieder in ihrem Leben präsent war.

Die Tatsache, daß „so lange“ gewartet wurde, hatte den Vorteil, daß die Zyste nun endoskopisch operiert werden konnte, da man lediglich den Stiel der Zyste kappen mußte. Der Eierstock wurde daher nicht in Mitleidenschaft gezogen, was passieren kann, wenn man eine Zyste zu früh operiert und sie noch stark mit dem Eierstock verbunden ist, aus dem sie herauswächst. Eine operative Entfernung ist zudem nur dann notwendig, wenn die Zyste starken Druck auf umliegendes Gewebe ausübt und Schmerzen oder andere Probleme verursacht.

Nachdem die endoskopische Entfernung der Zyste ohne Probleme oder Komplikationen erfolgt war, ging nun auch mein Schreckangstkonflikt in Lösung, den ich durch die unerwartete und für mich konfliktive Nachricht am Telefon erlebt hatte. Die Folge war eine tagelang andauernde und recht schmerzhafte Kehlkopfentzündung, also eigentlich die Regeneration der vorher ulzerierten Kehlkopfschleimhaut und der Stimmbänder, die nun hypersensibel waren, was die Schmerzhaftigkeit zur Folge hatte. Dieser Prozeß verlief ohne die Einnahme von antibiotischen oder anderen Medikamenten und ist seitdem nicht mehr aufgetreten.

Alter und „Krankheit“

Es wird allgemein als normal erachtet, daß man ab einem bestimmten Alter mit bestimmten „Krankheiten“ zu rechnen habe, da diese altersbedingt seien. Doch dies ist so nicht korrekt. Biologische Programme können bei entsprechendem Konfliktschock in jedem Alter auftreten, keines davon ist primär eine Frage des Alters. In einigen Fällen jedoch kann es so scheinen, als wenn es dennoch so wäre: entweder aufgrund bestimmter Umstände, die in der Regel erst in fortgeschrittenem Alter auftreten, oder aufgrund von Vorschädigung durch rezidivierende biologische Programme, die sich daher erst kumulativ ab einem bestimmten Alter durch manifeste Beschwerden bemerkbar machen.

Ein Beispiel für diese Möglichkeiten ist ein lange andauernder Revierverlustkonflikt. Natürlich kann dieser Konflikt in jedem Alter auftreten, jedoch wird nur etwas, das für lange Zeit als Revier erachtet wurde, eine konfliktaktive Phase nach sich ziehen, die entsprechend lange andauert, um in der konfliktgelösten Phase und der entsprechenden Epikrise gefährlich zu werden. Der Linksherzinfarkt (eigentlich ein durch das entsprechende zerebrale Relais gesteuerter Spasmus der Coronararterien), also die Epikrise des Revierverlustkonflikts, ist nur dann gefährlich oder tödlich, wenn der Konflikt über längere Zeit angedauert hat. Laut Dr. Hamer ist eine Konfliktdauer von mehr als neun Monaten die Grenze, ab der die Epikrise zum Tode führt, doch ist die exakte Dauer für die Letalität abhängig von individuellen Faktoren, daher kann man sie nicht genau auf den Tag festlegen. Worum es jedoch geht, ist die Tatsache, daß die Häufigkeit von Todesfällen durch den Linksherzinfarkt eine gewisse Zeit nach dem Einsetzen der Berentung oder dem Aufgeben des Berufs nach langer Zeit liegt. Ein Arbeitsplatz, der für viele Jahre bestanden hat, vielleicht sogar zum zweiten Zuhause geworden ist, kann in vielen Fällen als Revier empfunden werden, dessen Verlust einen entsprechenden Konflikt von längerer Dauer zur Folge hat.

Als Beispiel für eine weitere Möglichkeit möchte ich den chronisch rezidivierenden Selbstwertkonflikt erwähnen. Die „Erkrankungen", die von der Schulmedizin als degenerative Knochenerkrankungen bezeichnet werden oder angeblich aufgrund von „Verschleiß" oder „Verkalkung" entstehen, sind eigentlich chronisch rezidivierende Selbstwertkonflikte, deren Auswirkungen bei sehr vielen Menschen über einen Zeitraum von Jahren eine stetig und zunächst eher unbemerkt ablaufende Verschlechterung bestimmter Knochenbereiche zur Folge haben, weil die jeweiligen Regenerationsphasen zu Schwellungen und z.T. schmerzhaften Einschränkungen führen, die aus Unkenntnis der Bedeutung einen erneuten Selbstwertkonflikt zur Folge haben. Wenn diese kumulative Abwärtsspirale viele Jahre durchlaufen wird, hat es schließlich den Anschein, als wenn ab einem bestimmten Alter bestimmte „Erkrankungen" auftreten, deren Ursprünge jedoch viele Jahre zurück liegen. Die entsprechenden Personen erleben immer mal wieder eine Regenerationsphase, die aber aufgrund des erneuten Erlebens als Selbstwertkonflikt nicht lange anhält, und in der restlichen Zeit, während der Konflikt aktiv ist und der betroffene Knochenbereich einer langsamen Osteolyse unterliegt, sind sie quasi beschwerdefrei. Erst mit zunehmendem Alter manifestiert sich aufgrund zahlreicher Regenerationsphasen mit beständiger Rekalzifizierung eine Versteifung des entsprechenden Knochen- oder Gelenkbereiches, bei sportlichen Selbstwertkonflikten im hauptsächlich betroffenen Bereich je nach Sportart (Knie, Schulter, Handgelenk, etc.), bei Selbstwerteinbrüchen, die die Geschicklichkeit bei bestimmten beruflichen oder musikalischen Tätigkeiten betreffen, oftmals in den Fingergelenken, aber erfahrungsgemäß auch bei Personen, die eine Neigung zum Perfektionismus aufweisen, es allen recht machen zu wollen. Der Selbstwertkonflikt erwächst im letzteren Fall daraus, daß man es einfach nicht schafft, mit allem nachzukommen, was (möglichst perfekt) für alle anderen erledigt werden muß. Die Folgen all dieser länger andauernden und rezidivierenden Selbstwerteinbrüche werden von der Schulmedizin zum Formenkreis der Arthrosen gezählt.

Ein chronisch rezidivierender Selbstwertkonflikt der gesamten Persönlichkeit, der den größten Teil der Wirbelsäule betreffen würde, würde sich nach vielen Jahren und immer wieder erneut auftretender Konflikte in einer Krümmung der Wirbelsäule manifestieren, deren knöcherne Substanz in den konfliktaktiven Phasen porös wird, daher in ihrer Stabilität bei Belastung nachgibt und in den Regenerationsphasen aufgrund der Rekalzifizierung nach und nach in der gekrümmten Form verknöchert. Eine solche Person wird also über die Jahre hinweg einen immer weiter nach vorne gebückten Habitus entwickeln, von der Schulmedizin „Morbus Bechterew“ genannt.

Neue Medizin und Ernährung

Grundsätzlich gilt: Biologische Programme werden nicht durch Ernährung verhindert, ausgelöst oder beendet. Bestimmte Ernährungsaspekte können jedoch Einfluß darauf haben, wie ein Individuum eine bestimmte Situation erlebt und damit die Anfälligkeit für einen Konfliktschock erhöhen. Ein Mensch, der eine gute Ernährungssituation aufweist und stets Zugang zu ausreichend Nahrungsmitteln hat, wird beispielsweise kaum anfällig für einen Verhungerungskonflikt sein, während ein sehr armer Mensch, der ständig darum bangen muß, wo er seine nächste Mahlzeit herbekommt, sehr viel anfälliger für diesen Konflikt sein wird. Generell betrachtet wird ein gut genährter Mensch ein länger andauerndes biologisches Programm stets besser kompensieren können, da eine lange konfliktaktive Phase aufgrund des hohen Energiebedarfs durch die Dauersympathikotonie zur Auszehrung führen kann, während eine lange, intensive Regenerationsphase je nach biologischem Programm einen hohen Bedarf an bestimmten Nährstoffen fordert. Der Abbau eines Adenokarzinoms im Rahmen einer tuberkulösen Verkäsung beispielsweise fordert einen hohen Bedarf an Eiweiß.

Gedanken zu Cholesterin

Laut Schulmedizin ist ein dauerhaft erhöhter Cholesterinspiegel einer der Hauptursachen für einen Herzinfarkt. Aus Sicht der Neuen Medizin wissen wir, daß es mehrere Arten von Herzinfarkten gibt, deren Ursachen in der Epikrise verschiedener biologischer Programme liegen. Die Ursache des Linksherzinfarkts ist, wie wir bereits gesehen haben, die Epikrise des Revierverlustkonflikts ist, während der Myokardinfarkt (der Begriff wird in der Schulmedizin inkorrekt als Synonym für einen Herzinfarkt verwendet) die Epikrise eines Überforderungskonflikts (auch Selbstwertkonflikt des Herzens) ist. Beide Fälle haben rein gar nichts mit Verschlüssen der Coronargefäße aufgrund bestimmter „Risikofaktoren“ oder bestimmter Substanzen zu tun. An dieser Stelle jedoch möchte ich die Bedeutung von Cholesterin etwas genauer betrachten:

Ein hoher Cholesterinspiegel hat nichts mit arteriosklerotischen Gefäßwandablagerungen zu tun, da man nachweislich nur maximal ein Prozent Cholesterinablagerungen in Gefäßen des Herzens findet. Da das Streßhormon Cortisol aus Cholesterin gebildet wird, sind sowohl starke Schwankungen, als auch eine kurzfristig starke Erhöhung nichts Besonderes und völlig normal. Die üblichen Werte eines Erwachsenen liegen daher zwischen 250-350 mg/dl. Dies alles hat mit der Ernährung nichts zu tun, da der Einfluß von Nahrungsmitteln auf den Cholesterinspiegel kaum ins Gewicht fällt und außerdem kurzfristig von der Leber reguliert wird.

Entgegen der schulmedizinischen Annahme gibt es nur ein Cholesterin. Die Lipoproteine HDL und LDL (von der Schulmedizin im Rahmen ihres dualistischen Gut-Böse-Weltbilds als „gutes“ und „schlechtes“ Cholesterin bezeichnet) sind keine Cholesterine, sondern Proteine, die lediglich als Transportkörper fungieren, also eine biologisch sinnvolle Funktion erfüllen, wobei das HDL-Lipoprotein das mit der Nahrung aufgenommene Cholesterin zur Leber transportiert, wo es zur Bildung von Gallensäuren verwendet wird, womit die Resorption von Fetten im Darm geregelt wird, die mit der Nahrung aufgenommen werden. Das LDL-Lipoprotein hingegen fungiert als Transportkörper für das von der Leber produzierte Cholesterin zu den Zellen des Körpers. Also ganz und gar nichts „Schlechtes“, sondern etwas essentiell Wichtiges.

Cholesterin bildet die Grundsubstanz für das Hormon Cortisol, das wiederum den Glukosehaushalt reguliert; die Grundsubstanz für das Steroidhormon Aldosteron zur Regulation des gesamten Mineralstoffwechsels, insbesondere von Kalium; die Grundsubstanz für Vitamin D zum Aufbau der Knochen und der Gelenke; die Grundsubstanz für die männlichen und weiblichen Sexualhormone für Regulation der entsprechenden vitalen Funktionen, dem Schlafrhythmus sowie dem Muskel- und Knochenaufbau (als natürliche Anabolika), und schließlich die Grundsubstanz für die Mitochondrien in den Zellen, die Adenosintriphosphat (ATP) produzieren, dem universellen Energieträger für alle Zellen.

Eine dauerhafte medikamentöse Senkung des Cholesterinspiegels unter 200 mg/dl, wie es mittlerweile von allen Ärzten flächendeckend gefordert und propagiert wird, ist nicht nur völlig unsinnig, sondern sehr gefährlich, weil es die vorgenannten Stoffwechselmechanismen behindert und einschränkt, was insbesondere zur Reduzierung der Cortisolproduktion und der daraus resultierenden mangelnden Glukosefreisetzung zur Bewältigung von körperlichen und geistigen Streßsituationen sowie zu einem Kaliummangel führt, welches durch Cortisol aus den Zellen gelöst wird.

Gedanken zu Zucker

Es gibt sehr unterschiedliche Sichtweisen darüber, ob wir Zucker unbedingt als Bestandteil unserer Ernährung brauchen oder nicht. Die Antwort lautet: Wir brauchen nicht unbedingt raffinierten, künstlichen Zucker, da wir die Glukose, die wir für unsere Gehirnaktivität und den Muskelstoffwechsel brauchen, auch aus Mehrfachzuckerverbindungen bzw. Kohlenhydraten gewinnen können. Das heißt jedoch im Umkehrschluß nicht, daß reiner Zucker oder zuckerhaltige Produkte automatisch schlecht oder ungesund für uns wären. An dieser Stelle müssen wir natürlich berücksichtigen, daß die Schulmedizin davon ausgeht, daß Zucker für bestimmte „Krankheiten" verantwortlich wäre, wie Diabetes, Karies oder Adipositas. Natürlich kann eine einseitige Ernährung mit zuviel Zuckeranteil zu einer Gewichtszunahme führen, aber deshalb löst Zucker noch keine „Krankheiten" aus. Die schulmedizinische Bezeichnung „Diabetes" beschreibt den chronisch rezidivierenden Sträubekonflikt, bei dem der Zucker jeweils bis zur Konfliktlösung im Blut zurückgehalten wird (woraus der erhöhte Blutzuckerspiegel resultiert), damit er ab diesem Moment direkt für den Muskelstoffwechsel zur Verfügung steht. Der Begriff „Karies" wiederum beschreibt einen Konflikt des Nicht-zubeißendürfens und hat rein gar nichts mit Zucker zu tun.

Grundprämissen des Lebens

„Um im Energiefluß zu bleiben, ... benötigen wir und alle Lebensformen daher die Aufnahme von Energie und Energieträgern, die Gewinnung von Kraft daraus, die Abgabe der Energieträger und die Abgrenzung des Lebensbereiches, unseres Reviers, in dem das alles gewährleistet ist.“[4]

Die Grundprämissen des Lebens sind daher Atmung und Stoffwechsel, Nahrungsaufnahme und -ausscheidung, sowie der Schutz der elementaren Körperbiologie (diese Funktionen werden vom sogenannten Althirn gesteuert), als auch die Abgrenzung des eigenen Reviers nach außen, sowie Kommunikation mit anderen Lebewesen (diese Funktionen werden vom Neuhirn gesteuert).

Wenn wir nicht atmen können, sterben wir. Wenn wir nicht essen, sterben wir. Wenn wir nicht ausscheiden können, sterben wir. Wenn wir unseren Körper nicht ausreichend schützen können, sterben wir. Was diese elementaren Funktionen angeht, macht es Sinn, sie als grundlegende Voraussetzungen zum Überleben zu sehen. Doch was hat es mit unserem Revier auf sich?

Unser Revier wird im allgemeinen durch unseren Lebensraum definiert und vorgegeben. Damit ist unser Heim gemeint, der Raum, in dem wir mit unserer Familie leben und arbeiten. Das kleinste notwendige Revier jedoch ist unser Körper selbst. Wenn wir uns in der Öffentlichkeit bewegen, ist unser Körper das, was wir unter allen Umständen gegenüber schädlichen Einflüssen oder Angriffen von außen schützen. Abgesehen

---

[4] Lanka, Dr. Stefan, Einführung, in: Mohr, Johann Siegfried, *Die Quellen des Göttlichen*, Wissenschafftplus Verlag, S.11

von realen Angriffen durch andere Menschen können wir als das einzige abstrakt denkende Tier auch Konflikte aufgrund von Umständen erleiden, die nicht körperlich real sind, sondern nur in unserer subjektiven Vorstellung existieren. Und in der heutigen Zeit, in der es als gängige Wahrheit behandelt wird, daß man sich bei anderen Menschen „anstecken" kann, wird Husten oder Niesen oder auch nur die Anwesenheit eines vermeintlich „kranken" Menschen als Bedrohung wahrgenommen und es kommt möglicherweise zu einem biologischen Konflikt.

Besteht das konfliktive Ereignis in der akuten Angst, daß etwas in unser Revier eindringt, entweder der „kranke" Mensch oder ein vermeintliches Virus, durch das wir uns „anstecken" können, handelt es sich um einen Revierangstkonflikt. Besteht der Konflikt darin, daß der „kranke" Mensch oder das vermutete Virus subjektiv als „Feind" wahrgenommen werden, handelt es sich um einen Witterungskonflikt.

Die Häufung von sogenannten „Erkältungskrankheiten", „Schnupfen" oder „grippalen Infekten" in den Wintermonaten liegt m.E. daran, daß sich aufgrund des kalten Wetters eher größere Ansammlungen von Menschen auf wenig Raum zusammenfinden, und kombiniert mit der kollektiven Angst und verbreiteten Suggestion der Massenmedien von „Grippewellen" und „Ansteckung" die subjektive Konfliktneigung besonders hoch ist. Wenn im Sommer jemand im vollen Bus niest, denken die meisten Menschen eher an eine allergische Reaktion, aber im voll besetzten Bus im Winter wird ein niesender Mensch sehr viel eher als Bedrohung wahrgenommen.

Um nicht der kollektiven Angst der Allgemeinheit zu unterliegen, habe ich mir angewöhnt, eine bekräftigende Aussage für mich selbst zu machen, wenn jemand in meiner Nähe niest.

Ich sage mir dann kurz „Sein/Ihr Konflikt." und hake das ganze dann gedanklich ab. Auf diese Weise habe ich mich so konditioniert, daß keine biologische Konfliktreaktion erfolgt, weil ich einfach keine Angst mehr vor „Ansteckung" habe. Ich gehe jederzeit in einen Raum mit Menschen, die angeblich hoch infektiös sind und unterhalte mich mit ihnen ohne jeden Mundschutz, gebe ihnen die Hand und umarme sie z.T. auch.

Um Ihnen aber auch zu zeigen, daß niemand völlig davor gefeit ist, einen biologischen Konflikt zu erleiden, da diese Konflikte eben oft am bewußten Verstand vorbei erlebt werden, möchte ich Ihnen ein Beispiel dazu erzählen:

Es ist Freitagabend. Ich sitze in einer netten Bar in Bonn und unterhalte mich angeregt mit einer Frau. Jedenfalls eine Zeit lang. Bis das Thema Medizin aufkommt. In Bonn gibt es zahlreiche Kliniken und Krankenhäuser und unzählige Arztpraxen, Therapieeinrichtungen und medizinische Dienste und entsprechend viel medizinisches Personal. Die Frau neben mir erklärt mir, daß sie sich auf Reisemedizin spezialisiert habe, was im Klartext heißt: Impfen. Ich schlage ihr diplomatisch vor, daß wir das Thema wechseln und uns über etwas anderes unterhalten als unsere Arbeit, aber sie hakt nach und ich erkläre ihr, daß ich mich mit ihr kaum über Medizin unterhalten kann, ohne daß es auf eine Grundsatzdiskussion hinausläuft. Als sie insistiert, denke ich mir, nun gut, und das Gespräch verläuft genauso wie ich es mir gedacht habe. Sie lobt den Fortschritt des Impfens und ich hinterfrage kritisch die Grundlagen der Impftheorie. Natürlich, wie die meisten Medizingläubigen, reagiert sie als ob ich ihren Gott oder Propheten beleidigt hätte. Das ganze läuft auf eine hitzige Debatte hinaus, in der ich ihr den Unterschied zwischen beweisbaren Fakten und einem *Consensus omnius* erkläre, aber wie nicht anders zu erwarten ist sie dafür nicht zugänglich. Für sie bin ich jetzt ein Verschwörungstheoretiker, obwohl ich doch nur nach den wissenschaftlichen Grundlagen gefragt habe, die weder bei der Infektionstheorie noch beim darauf gründenden Impfen vorhanden sind. Einzelheiten, Hintergründe oder Fakten will sie gar nicht wissen und ich weise sie darauf hin, daß ich genau das vorhergesagt habe, nämlich daß wir in einer Grundsatzdiskussion enden werden. An dieser Stelle brechen wir das Gespräch dann auch ab und ich nehme mir vor, in Zukunft Frauen aus medizinischen Berufen zu meiden.

Was sich während des Gespräches an meiner bewußten Wahrnehmung vorbei ereignet hat, ist die biologische Reaktion auf einen Angriff auf mein Revier, genauer gesagt ein Revierangstkonflikt. Unmittelbar nach der subjektiven Wahrnehmung der Situation als biologischer Konflikt wurde daher die Schleimhaut in den oberen Bronchien taubgestellt, was den biologischen Sinn hat, sein Revier wenn nötig auch laut verbal verteidigen zu können (ein Tier würde an dieser Stelle brüllen oder andere Laute zur Verteidigung des Reviers von sich geben), was in einer Bar, in der neben lauter Musik auch die Geräusche der anderen sich unterhaltenden Gäste einen recht hohen Geräuschpegel erzeugen, durchaus von Vorteil ist. Nun bin ich ein Mensch, der solche Begegnungen nicht einfach abtun kann, sondern ich reflektiere in der Regel noch einige Zeit darüber, überlege aus einer distanzierten rationalen Sichtweise heraus, was ich hätte anders oder besser machen können und überdenke ganz allgemein meine Argumentation. Solange mein Bewußtsein um den Konfliktinhalt kreist, bleibt der Konflikt aktiv und mein Metabolismus auf Sympathikotonie geschaltet. Erst ein paar Tage später, als ich im Gespräch mit einer anderen Frau das Gefühl erfahre, so akzeptiert zu werden wie ich bin und Geborgenheit fühle, merke ich wie ich innerlicher ruhiger werde und meine Gedanken bezüglich des Erlebten loslassen kann. Der Konflikt ist gelöst.

Am nächsten Tag wache ich mit Halsschmerzen auf und das Herunterschlucken des Speichels fühlt sich an, als ob ich Rasierklingen schlucke. Nach der Lösung des Konflikts ist die Schleimhaut jetzt hypersensibel. Wenn ich jetzt zum Arzt gehen würde, wäre die Diagnose „Virusinfekt". Das ist so üblich in der Schulmedizin. Wenn man keine Erklärung hat, ist es immer ein Virus (bei ernsteren „Erkrankungen" wird auch „Vererbung" gerne als Grund angegeben).

Wir alle kennen den Spruch: Es dauert eine Woche und mit Medikamenten sieben Tage. Ich würde sogar sagen, mit Medikamenten dauert es länger, ganz einfach deshalb, weil es sich nur um die Unterdrückung von Symptomen handelt, die notwendiger Bestandteil der Regenerationsphase sind. Medikamente können die Symptome lindern, ziehen aber den Heilungsprozeß in die Länge. Ganz im Sinne von Al Pacinos Rat im Film *Im Auftrag des Teufels* nehme ich es an, gehe dadurch und dann bringt es mich weiter. Ohne Medikamente. Nach ein paar Tagen, in denen ich aufgrund der Vagotonie sehr viel schlafe und viel esse wenn ich wach bin, lassen die Schmerzen im Hals- und Rachenbereich langsam nach und ich muß verstärkt Husten, wobei die Bronchien schmerzen. Das liegt daran, daß das Sekret einschließlich der Bakterien, die bei der Regeneration des ulzerierten Gewebes geholfen haben, noch an den Innenwänden der Bronchien festsitzt. Ein Arzt würde aufgrund dieser Symptome eine „Bronchitis" diagnostizieren, für die er die Bakterien verantwortlich machen und ein Antibiotikum verschreiben würde. Er würde mir weiter erklären, daß die bakterielle „Infektion" nur aufgrund der Vorschädigung des Gewebes durch die Viren stattfinden konnte, weshalb man es eine „Superinfektion" nennt. Sollte ich ein Antibiotikum einnehmen, würde es mir auch rasch subjektiv besser gehen, aber nicht, weil die „bösen" Bakterien alle abgetötet wurden, sondern weil ein Antibiotikum stark sympathikoton wirkt und daher die vagotone Phase beendet. Mach ich nicht, brauch ich nicht. Nach ein paar Tagen Hustenreiz, der den biologischen Sinn hat, das Sekret in den Bronchien zu lösen und nach draußen zu befördern, kann ich ohne irgendwelche husten- oder schleimlösenden Medikamente das Sekret abhusten, insbesondere am Morgen. Der Hustenreiz dauert noch ein paar Tage an, damit auch alle Sekretreste abgehustet werden können und hört schließlich auf. Biologischer Prozeß abgeschlossen. Ganz ohne Arzt oder Medikamente.

Nun gib es viele Menschen, die gehen nicht zum Arzt, sondern zum Heilpraktiker oder einem anderen alternativen Therapeuten und lassen sich dort die verschiedensten Mittelchen verschreiben, um ihre Symptome zu behandeln. Die Argumente reichen von „Das hilft viel besser." bis zu „Das ist viel natürlicher." Eben nicht. Genau das ist der entscheidende Punkt, auf den es ankommt, will man die Neue Medizin wirklich verstehen. Es gibt keine „Krankheiten", die „behandelt" werden müssen, sondern es handelt sich um biologisch sinnvolle Prozesse. Natürlich kann es notwendig sein, unerwünschte oder gefährliche Nebeneffekte medikamentös zu lenken, aber dabei geht es nicht um das Unterdrücken des ablaufenden biologischen Programms an sich, sondern lediglich um die Sicherstellung, daß dieses Programm zwar seinen Zweck erfüllt, aber die Heilungsphase uns nicht umbringt. Wissen um den biologischen Sinn einerseits und differenziertes Beobachten und notwendiges Lenken andererseits ist der Schlüssel zur Balance.

Natürliche Lebensweise

Es gibt keine einheitliche Sichtweise darüber, was eine natürliche Lebensweise ist. In den meisten Fällen bezieht sich die Bezeichnung heutzutage auf eine bestimmte Art der Ernährung. Darum soll es hier aber nicht gehen, sondern um die Art, wie wir in der westlichen, sogenannten zivilisierten Welt tatsächlich leben. Biologische Evolution ist ein sehr langsamer Prozeß, den die Menschheit, jedenfalls in der westlichen Welt, in technologischer Hinsicht schon lange überholt hat, weshalb es eine tiefe Kluft zwischen der Lebensweise der westlichen Zivilisation und natürlicher Lebensweise gibt. Mit natürlicher Lebensweise ist nicht gemeint, daß wir alle in Lehmhütten hausen sollten und den Acker mit Pferd und Pflug bestellen müssen. Es geht um archaische Verhaltensmuster, die uns als Spezies auf biologischer Ebene zu eigen sind, und die aufgrund unserer modernen Lebensweise vernachlässigt oder auch komplett ignoriert werden. Die westliche Welt hat die Natur in vielerlei Hinsicht unterworfen und sich dienstbar gemacht. Anstatt uns an die Natur anzupassen, haben wir der Natur unsere Vorstellung von Zivilisation und Fortschritt aufgezwungen. Der Vergleich mit Völkern, die in Einklang mit der Natur leben und diese nicht verändern, kann im Vergleich oft sinnvoll und nützlich sein, um zu erkennen, inwieweit und in welcher Hinsicht wir uns von einer natürlichen Lebensweise entfernt haben. Auch der Vergleich zum Tierreich ist durchaus sinnvoll und berechtigt, vergessen doch viele Menschen, daß wir biologisch gesehen lediglich Säugetiere und damit Teil der Natur sind, auch wenn wir uns etwas darauf einbilden, daß wir Kleidung tragen, mit Messer und Gabel essen und Technologie benutzen, und uns deshalb außerhalb oder auch oberhalb der Natur sehen, als die Krone der Schöpfung. Doch wenn man einen typischen Vertreter dieser Ansicht irgendwo in der Natur aussetzte, würde sich schnell zeigen, wie wenig fortgeschritten wir in Wirklichkeit sind. Die meisten Tiere haben wesentlich fortschrittlichere Instinkte und Sinnesorgane als wir Menschen, und vor allem sind sie bessere Jäger. Während Tiere ihrer tatsächlichen Natur folgen, ignoriert der moderne Mensch seine biologische Säugetier-Natur zugunsten von theoretischen Idealen und abstrakten Ideen. Das schließt auch die Mißachtung der biologischen Naturgesetze ein, die ihn aufgrund seiner Unwissenheit häufig in einen Zustand versetzen, den er aufgrund seines unnatürlichen Gut-Böse-Weltbilds als „Krankheit“ wahrnimmt und dagegen ankämpft.

„Betrachtet den modernen Menschen, diesen „Erben aller Zeitalter – die Krone der Schöpfung“! Seine Sinne sind offenkundig verkümmert. Er kann sich Blitze nutzbar machen, aber der untrügliche Instinkt einer Brieftaube geht über seine Vorstellungskraft hinaus. Sein Gehirn ist zu einer überhitzten Denkmaschine geworden, aber er kann die Morgenzeitung nicht ohne Brille lesen. Er „versteht“ mehr Dinge – oder denkt, daß er das tut –, aber wenn er plötzlich aus seiner künstlichen Umgebung entfernt würde, würde er so hilflos zugrunde gehen, wie Kleinkinder im Wald. Er kann Schallwellen messen, gebrochene Knochen fotografieren, gigantische Monster aus Eisen konstruieren und sich über Meilen mittels Kupferdraht verständigen, aber wenn der Hühnerhund den Fasan aus weiter Entfernung wittern kann, wundert sich dieses Nervenbündel in höchstem Erstaunen. Tatsache ist, daß der zivilisierte Mensch Schritt für Schritt seine Sinne verliert. Wenn sein „Fortschritt“ in der momentanen Geschwindigkeit weitergeht, wird er in verhältnismäßig kurzer Zeit keine Sinne mehr haben.“

Ragnar Redbeard, *Might is Right*

Weiterhin laufen die biologischen Programme, die dazu angelegt sind, den Menschen in Extremsituationen auf biologischer Ebene zu unterstützen und leistungsfähiger zu machen, in unserer modernen Welt aufgrund unserer vielfältigen Abstraktionen oftmals viel länger als es im Rahmen einer natürlichen Lebensweise der Fall wäre. Eine reale Todesangstsituation beispielsweise ist fast immer in Sekunden oder Minuten vorbei, während die Todesangst vor etwas *Abstraktem* wie der Diagnose eines bösartigen Etwas namens „Krebs" Monate andauern kann, was zur Folge hat, daß die Alveolen so stark anwachsen, daß sie von der Schulmedizin als Lungenrundherdkrebs bezeichnet werden. Auch die zahlreichen Brockenkonflikte, die Menschen aufgrund einer weiteren Abstraktion namens Geld erfahren, sind keine realen Bedrohungen oder Probleme, sondern lediglich ein Konzept in unseren Köpfen. Erst der Glaube an Geld als etwas Reales kann dazu führen, daß wir es auf biologischer Ebene als realen Brocken wahrnehmen, der solange anwachsen kann, daß er uns tatsächlich gefährlich werden kann.

Abgesehen von den durch abstrakte Wahrnehmung hervorgerufenen Problemen, gibt es auch gesellschaftliche Verhaltensweisen und ethische Werte, die einen Einfluß auf das Auftreten biologischer Programme haben. Im Tierreich und bei Naturvölkern wird eine Mutter beispielsweise ihre Kinder niemals lange und nur wenn es wirklich nötig ist alleine lassen. Wir sprechen hier von kurzen Zeiträumen, von Minuten oder Stunden, z.B. wenn es kein Rudel oder keinen Vater gibt, der sich um die Beschaffung von Nahrung kümmert. In vielen Fällen gibt es aber eine Gemeinschaft oder eine große Familie, in der sich alle um den vorhandenen Nachwuchs kümmern, so daß Trennungskonflikte nur selten auftreten. Die moderne Frau hingegen möchte zwar in vielen Fällen Kinder haben, wird aber von der Gesellschaft nach kurzer Zeit wieder dazu gedrängt, ihre Karriere voranzutreiben, weshalb die kleinen Kinder bereits ab dem zarten Alter von drei Monaten (!) in eine Kindertagesstätte oder Kinderkrippe gegeben werden können und in Folge regelmäßig Trennungskonflikte erleiden, die dann in ihrer Regenerationsphase von der Schulmedizin als diverse Haut- oder auch Kinderkrankheiten behandelt werden. Selbst im Kindergarten, wo Kinder ab einem Alter von drei Jahren betreut werden, kommen häufig Trennungskonflikte vor, was uns zeigt, daß sich Kinder in diesem Alter auf jeden Fall eine mütterliche Bezugsperson suchen, wenn ihre wirkliche Mutter nicht anwesend ist. Und wenn der Fall eintritt, daß eine solche Erzieherin in den Urlaub geht, erleben alle Kinder, für die diese Erzieherin eine solche Bezugsperson ist, einen Trennungskonflikt, der in Lösung geht, wenn die Erzieherin aus dem Urlaub zurück ist. Die Folge sind mehrere Kinder, die auf einmal Hautauschläge aufweisen. Und weil Kinder oftmals noch keine differenzierte Wahrnehmung haben, wo genau denn jetzt die Trennung biologisch erlebt wurde, reagieren sie mit generalisierten Hautausschlägen am ganzen Körper, was von der Schulmedizin als Kinderkrankheit bezeichnet und als ansteckend erachtet wird, weil ja mehrere Kinder die Symptome gleichzeitig bekommen haben.

Ein weiteres gesellschaftlich bedingtes Thema sind Selbstwerteinbrüche mit zunehmendem Alter. Ein Arbeitssystem, das die Menschen mit der längsten Erfahrung in ihrem Beruf ab einem willkürlich gewählten Zeitpunkt in den Ruhestand schickt, in einer Gesellschaft, die für ältere Menschen und Rentner wenig Respekt und Anerkennung übrig hat, führt zu millionenfachen Selbstwerteinbrüchen und daraus resultierendem Knochenabbau, von der Schulmedizin Osteoporose genannt. Im allgemeinen wird die Ernährung dafür verantwortlich gemacht und es werden in üblicher Manier Korrelationsstudien erstellt, die dann zuviel oder zuwenig an bestimmten

Stoffen oder Nahrungsmitteln für den Knochenabbau verantwortlich machen. Interessanterweise tritt Osteoporose in Afrika viel weniger und in Asien kaum auf, obwohl die Ernährung in Europa nach allgemeiner Auffassung hochwertiger ist. Was nicht gesehen wird, ist die Tatsache, daß ältere Menschen mit Lebens- und Berufserfahrung in Afrika und Asien hochangesehen sind und mit Respekt behandelt werden. Auch werden sie nicht durch ein künstliches Rentenalter an der Weitergabe ihrer Fähigkeiten gehindert, sondern man schätzt im Gegenteil ihre Weisheit und lange Erfahrung. Ältere Menschen werden dort außerdem auch als Familienoberhaupt angesehen und nicht wie bei uns in ein Altersheim gesteckt, weil es entweder keine Familie mehr gibt oder diese aufgrund von Karriere oder Desinteresse keine Zeit für die Älteren hat.

Die Neue Medizin basiert auf 5 biologischen Naturgesetzen

1. Biologische Programme werden durch einen Konfliktschock ausgelöst.

2. Biologische Programme laufen immer in zwei Phasen ab.

3. Alle biologischen Programme werden von einem bestimmten Gehirnbereich gesteuert, der über ihren Verlauf bestimmt.

4. Alle Mikroorganismen haben eine sinnvolle Aufgabe innerhalb einer Symbiose mit dem Menschen.

5. Alle biologischen Programme erfüllen einen sinnvollen Zweck.

Zur Erinnerung nachfolgend die schematische Darstellung des Verlaufs eines biologischen Programms:

Schematische Darstellung des Konflikt- und Heilungsverlaufs

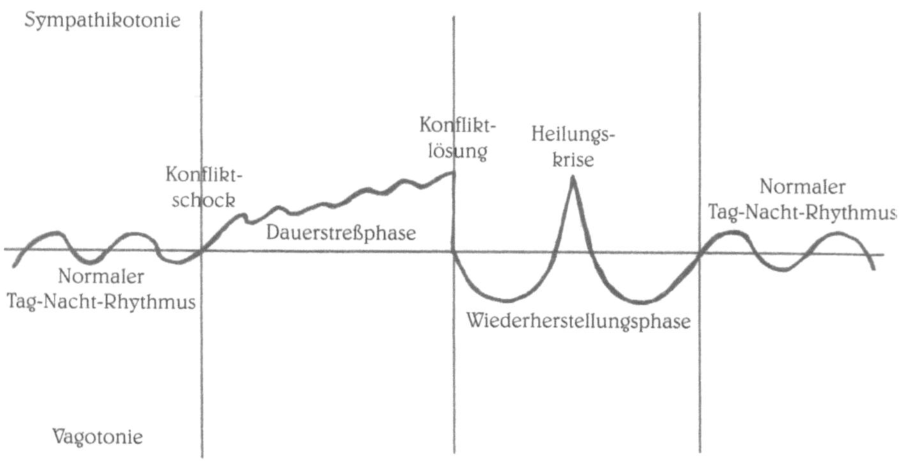

Intensität und Dauer eines biologischen Programms können variieren, aber der grundsätzliche Ablauf wird durch die vorgenannten biologischen Gesetzmäßigkeiten bestimmt. Man hat mich darauf hingewiesen, daß in meiner schematischen Darstellung der Anstieg der Kurve zu Beginn der Konfliktphase, unmittelbar nach dem Konfliktschock, nicht steil genug ansteigen würde. Meiner Erfahrung nach ist nicht jeder Konfliktschock so hochakut dramatisch, wie es Dr. Hamer in seinen Fallbeispielen beschreibt. Meines Erachtens verlaufen biologische Programme viel häufiger un- oder kaum bemerkt und an der bewußten Wahrnehmung vorbei, weshalb die Intensität nicht sofort drastisch spürbar ansteigt.

Was die von Dr. Hamer verwendeten Bezeichnungen angeht, so habe ich bereits in meinem ersten Buch zur Neuen Medizin eigene Begriffe verwendet, die meines Erachtens leichter verständlich sind. Ich unterhalte mich sehr oft mit Menschen, die die Neue Medizin noch nicht kennen, und die von zu vielen Insider-Begriffen verwirrt oder überfordert sind. Mein Anliegen war es stets, eine einfache und für alle Menschen verständliche Erklärung der Neuen Medizin vorzulegen. Bevor ich jemandem erklärt habe, was ein „Dirk-Hamer-Syndrom“ (DHS) ist, sage ich einfach „Konfliktschock“. Den Begriff „CA-Phase“ halte ich für besonders irreführend, da die Abkürzung „CA“ in der Schulmedizin für „Karzinom“ verwendet wird. Und die Bezeichnung „postconflictolytische Phase“ (PCL) vermittelt für mich den gleichen ungünstigen Eindruck wie viele in der Schulmedizin verwendeten Begriffe, die den Laien abschrecken.

Im Anhang B auf Seite 75 finden Sie eine Liste mit den von Dr. Hamer geprägten Bezeichnungen zum Abgleich.

1. Biologische Programme werden durch einen Konfliktschock ausgelöst.

Die Frage, die im Zusammenhang mit der Neuen Medizin immer wieder heiß diskutiert wird, lautet: Wann und warum wird eine Situation als Konfliktschock wahrgenommen? Dicht gefolgt von der Frage: Kann man diesen Vorgang bewußt beeinflussen?

Einerseits handelt es sich um einen biologischen Konfliktschock, der unabhängig von der bewußten, intellektuellen Wahrnehmung abläuft, also unwillkürlich und nicht bewußt beeinflußbar ist. Andererseits erlebt nicht jeder Mensch die gleiche Situation als Konfliktschock, was uns klar zeigt, daß es individuelle Faktoren gibt, die eine Auswirkung auch auf die unbewußte biologische Wahrnehmung haben. Unser Weltbild, unsere Einstellung zu verschiedenen Themen, unsere unbewußte Erwartungshaltung, kurz: all unsere individuellen Muster fungieren als eine Art Filter, die darüber entscheiden, ob eine Situation als potentiell gefährlich oder bedrohlich wahrgenommen wird, woraus der Konfliktschock resultiert.

Ein weiterer Aspekt ist die Art des Konfliktschocks aufgrund der subjektiven Wahrnehmung einer Situation. Dazu ein Beispiel: Vor einiger Zeit war ich mit meiner Partnerin im Winterurlaub. Sie hatte viele Jahre nicht mehr auf Skiern gestanden und mußte sich erst wieder daran gewöhnen. Das Fahren klappte auch nach kurzer Zeit wieder ganz gut, allerdings waren sehr steile Pistenabschnitte für sie nicht so einfach. Und irgendwann standen wir dann oberhalb eines recht steilen Abschnitts, den man nicht umgehen konnte und daher bewältigt werden mußte. Meine Partnerin mußte angesichts der Aussicht wortwörtlich schlucken, weil dieser Abschnitt für sie ein schwerer „Brocken“ war. Nachdem sie sich auf die Bewältigung eingestellt hatte, ließ sie sich zaghaft auf den steilen Abschnitt ein und schaffte es unter Anstrengung in den weniger steilen Bereich. So weit so gut, doch wir mußten in den nächsten Tagen immer wieder an dieser Stelle vorbei, den sie als „Brocken“ zwar geschluckt hatte, aber noch nicht wirklich verdauen konnte, ihr also schwer im Magen lag. Erst nach ein paar Tagen hatte sie sich damit abgefunden und meisterte den schwierigen Abschnitt auch ohne Probleme. Der Konflikt ging also in Lösung, woraufhin sie nach kurzer Zeit starke Magenschmerzen bekam, die einige Tage anhielten. Da der Konflikt nicht lange gedauert hatte, konnte sich zwar kein Adeno-Karzinom des Magens entwickeln, aber aufgrund der gesteigerten Funktionalität der Magensaftzellen zur Verstärkung der Sekretion, um den „Brocken“ besser verdauen zu können, gab es dennoch eine Wiederherstellung des normalen Zustands der Magenschleimhaut, die mit recht starken Schmerzen einherging. Diese Schmerzen sind nach ein paar Tagen abgeklungen und auch nicht wieder aufgetreten.

Da es sich um ein sportliches Hindernis handelte, das zunächst nur mit viel Mühe bewältigt werden konnte, hätte die Situation ebenso gut einen sportlichen Selbstwertkonflikt auslösen können, aufgrund dessen höchstwahrscheinlich die Kniegelenke betroffen gewesen wären. Doch die subjektive Wahrnehmung meiner Partnerin hatte dazu geführt, daß das Hindernis als „Brocken“ wahrgenommen wurde.

2. Biologische Programme laufen immer in zwei Phasen ab.

Während der Konfliktphase findet fast immer eine Veränderung auf zellularer Ebene statt. Lediglich bei biologischen Programmen, die nur sehr kurz ablaufen, gibt es keine oder nur minimale Zellveränderungen, sondern nur eine Funktionssteigerung oder -verminderung. Bei denjenigen Programmen, die eine gewissen Zeit dauern, der Konflikt also eine gewisse Zeit lang aktiv ist, wird je nach Keimblattzugehörigkeit und Hirnbereich entweder Gewebe auf- oder abgebaut, um ein biologisches Bedürfnis zu unterstützen oder zu kompensieren. Da nach Lösung des Konflikts das zuvor aufgebaute Gewebe wieder abgebaut und zuvor abgebautes Gewebe wieder aufgebaut wird, finde ich es völlig angemessen, die zweite Phase als „Regenerationsphase“ zu bezeichnen. Ich bin mir darüber im klaren, daß der Begriff „Heilungsphase“ eine „Krankheitsphase“ implizieren könnte, aber da in der zweiten, konfliktgelösten Phase fast immer spürbare Symptome auftreten und man sich subjektiv schlapp und „krank“ fühlt, halte ich es für eine durchaus sinnvolle Methode, sich durch die Bezeichnung „Heilungsphase“ zu vergegenwärtigen und bewußt zu machen, daß der Körper regeneriert, was vorher auf zellularer Ebene verändert wurde. Auch finde ich es sehr hilfreich, sich vorzustellen, daß man nicht „krank“ ist, sondern der Körper sich „heilt“, weil dies eine positive Affirmation der meist anstrengenden und kraftzehrenden zweiten Phase ist. Ich habe auch von vielen Menschen gehört, denen es sehr hilft, einen länger dauernden Schmerz zu ertragen, wenn sie sich bewußt machen, daß es sich um einen Heilungsschmerz handelt.

Überhaupt finden sich körperlich manifeste Symptome fast ausschließlich in der konfliktgelösten Phase, was uns bereits die grundlegende und beruhigende Sichtweise vermittelt, daß bei auftretenden Symptomen ein Konflikt gelöst wurde, was ja grundsätzlich erst einmal sehr positiv ist. Da nach einer Konfliktlösung das laufende biologische Programm unmittelbar in die vagotone Regenerationsphase wechselt, treten die Symptome in der Regel akut und abrupt auf. Nachfolgend einige Beispiele für typische Symptome der Heilungsphase und/oder der Epikrise:

- akute Gewebe- oder Lymphknotenschwellung
- schnell einsetzende Rötung und/oder Ausschlag
- abrupt einsetzender Schmerz
- rasches Auffiebern
- starke Hypersensibilität
- Blutungen aus einer Schleimhaut (Zunge, Zahnfleisch, Vagina, Gebärmutter, Rektum, Blase, etc.)
- Krämpfe, Anfälle, Spasmen, Koliken, Schüttelfrost
- starke Übelkeit und Erbrechen
- Durchfall

Selbstverständlich muß beim Auftreten von Übelkeit und Erbrechen auch an eine mögliche Vergiftung und beim Auftreten von akuten Blutungen an Verletzungen von außen gedacht werden.

3. Alle biologischen Programme werden von einem bestimmten Gehirnbereich gesteuert, der über ihren Verlauf bestimmt.

Fragt man Mediziner oder Medizinstudenten oder schlägt entsprechende Fragen in der Fachliteratur nach, so erhält oder findet man stets die Information, welche *Funktion* des Körpers von welchem Gehirnbereich gesteuert wird. Von wo im Gehirn hingegen die *zellulare* Struktur eines Organs gesteuert wird, wird nirgendwo angegeben, weil man hier immer noch der Meinung ist, daß dies durch das entsprechende Organ und seine Zellen selbst getan wird.

Die vorherrschende medizinische Lehrmeinung steht der zentralen Steuerung zellularer biologischer Programme vom Gehirn aus entgegen, nicht nur weil dies der Sichtweise der Virchow'schen Zellularpathologie widerspricht, sondern weil die Änderung dieser Sichtweise enorme Konsequenzen nach sich ziehen würde. Mit der Anerkennung der zerebralen Steuerung biologischer Programme auf zellularer Ebene würde die Medizin zunächst ihre Grundprämisse ablegen müssen, die „Krebs" bislang als willkürliche und oft auch „bösartige" Entartung aus dem Organ bzw. den Zellen (oder bestimmter Gene) selbst heraus betrachtet. Biologische Programme würden aufgrund ihres prognostizierbaren Verlaufs und der nachvollziehbaren Steuerung schlicht ihren zufälligen und pathologischen Charakter verlieren.

Eine weitere Folge dieser logischen Gedankenkette bestünde darin, daß man keinerlei externe Substanzen mehr als „krebserregend" bezeichnen oder brandmarken könnte, wodurch unzählige Bestandteile von Lebensmitteln oder Kosmetika ihren Status als „potentiell krebserregend" einbüßen würden.

Die Steuerung zellularer biologischer Programme vom Gehirn aus ist letztlich auch der Grund dafür, warum man im Labor (also am Gehirn vorbei) keinen „Krebs“ erzeugen kann, nämlich weil in einer Petrischale niemals der menschliche Faktor der subjektiven Wahrnehmung mit entsprechend zerebraler Auswirkung simuliert oder nachgestellt werden kann. Die bei Versuchstieren erzeugten Tumore sind natürlich auch keine Reaktion auf irgendwelche Substanzen, sondern Reaktionen in Form von biologischen Programmen, die durch die grausame Behandlung dieser Tiere und deren entsprechenden biologischen Konfliktschocks ausgelöst werden.

4. Alle Mikroorganismen haben eine sinnvolle Aufgabe innerhalb einer Symbiose mit dem Menschen.

Abgesehen von der bereits im Kapitel „Wissenschaftlichkeit“ thematisierten Infektionstheorie und der Betrachtung insbesondere des Konzepts der Ansteckung aus Sicht der Neuen Medizin gibt es noch weitere Aspekte zum Thema Mikroorganismen, die hier erwähnt werden sollen.

Obwohl nach wie vor davon ausgegangen wird, daß Mikroorganismen von außen eindringen, sich vermehren und nach der sogenannten Inkubationszeit manifeste Symptome einer „Krankheit“ auslösen, wurde bereits wiederholt festgestellt (und kann zudem jederzeit überprüft werden), daß fast alle Menschen ständig auch angeblich gefährliche oder pathogene Mikroorganismen in sich tragen, ohne jedoch irgendwelche Beeinträchtigungen oder Symptome aufzuweisen. Diese Erkenntnis deutet klar darauf hin, daß der Sinn von Mikroorganismen eben nicht darin besteht, den Körper zu infiltrieren und sich dort zu vermehren, nur um uns „krank“ zu machen.

Nun hat auch die Schulmedizin erkannt, daß Mikroorganismen unzählige sinnvolle Aufgaben in unserem Körper erfüllen und daß wir ohne sie gar nicht überleben könnten. Nichtsdestotrotz wird im Rahmen des dualen Konzepts weiterhin daran festgehalten, daß es „böse“ Bakterien gibt, die „Krankheiten“ auslösen, die sogenannten „Erreger“.

„Daß immer mehr von der Schulmedizin gejagte Mikroben heute fiktiv sind, wie die HIVs und seine virtuellen retroviralen Gesellen, ergibt sich zwingend aus der Logik ihrer Geschichte. Denn schon bei den materiell nachweisbaren Vorläufern der

neumodischen Phantommikroben (wie bei BSE, Alzheimer, usw.) hatte man zuvor immer aggressiver Theorien ausgeblendet, die nicht paranoia-kompatibel sind. Diesen Theorien und Erkenntnissen von den Mikroben als in der Regel freundlichen, notwendigen, meist heilenden, sich bei Bedarf ändernden, in ihrer Aktivierung und Anzahl angemessen gesteuerten Symbionten des Menschen, wurde der Status unerwünschten Außenseitertums zugewiesen. Förderung und Ruhm, insbesondere Nobelpreise, belohnen und steuern hingegen die Fortschritte der politisch korrekten Irrwege. Also Immungeschwätz, Gengeschwätz, Infektionsgeschwätz, Therapiegeschwätz, Präventionsgeschwätz, Aufklärungsgeschwätz. Jeweils adäquat kombiniert mit labormedizinischem Beweisgeschwätz."[5]

Die Anerkennung seitens der Schulmedizin der sinnvollen Funktion *aller* Mikroorganismen, die sich ja lediglich vermehren, wenn sie in der konfliktgelösten Phase eines zweiphasigen biologischen Programms eine konkrete und sinnvolle Aufgabe erfüllen, würde in Konsequenz auch bedeuten, daß das schwammige Konzept des „Immunsystems" nicht mehr länger als Erklärung für zahlreiche Ungereimtheiten herhalten könnte. Es gibt also keine Mittelchen, Präparate oder Wirkstoffe, die das „Immunsystem" stärken. Die entsprechende Anpreisung dient nur dem Verkauf von unnötigen Produkten. Und auch der Saunagänger, der sich nach dem heißen Aufguß im Schnee wälzt, macht nichts anderes, als seinem biologischen Bewußtsein zu zeigen, daß das mit der Hitze und Kälte alles halb so wild ist.

[5] aus Schneider, Kawi, „Vom Satan zum Erreger" in *Der GOLEM*, Ausgabe 20, Hadit 2005, S.38

5. Alle biologischen Programme erfüllen einen sinnvollen Zweck.

Sinnhaftigkeit ist sowohl die Schlußfolgerung, zieht sich aber auch wie ein roter Faden durch die biologischen Gesetze, daher wird dies auch als die Quintessenz bezeichnet.

1. Der Zeitpunkt, an dem ein biologisches Programm startet, hat mit dem subjektiven und individuellen Erleben einer Situation als biologischer Konfliktschock zu tun.

2. Dieser Konflikt wird erneut durch die subjektive Wahrnehmung des Individuums beendet und tritt in die zweite, konfliktgelöste Phase ein.

3. Der entsprechende Gehirnbereich, der das biologische Programm steuert, kann mit der logisch deduktiven Methode stets korrekt bestimmt oder mittels CCT überprüft werden.

4. Die Vermehrung bestimmter Mikroorganismen in einem bestimmten Bereich des Körpers, die zudem stets in der konfliktgelösten Phase stattfindet, ist ebenso kein Zufall oder Willkürlichkeit, sondern eine zielgerichtete biologische Maßnahme zur Unterstützung der Regeneration.

5. Sowohl die äußerlich beobachtbaren, als auch die im Inneren des Körpers ablaufenden Prozesse während des biologischen Programms haben einen klaren biologischen Sinn. Sie sind zudem jederzeit überprüfbar und prognostizierbar.

Von den frühen Annahmen, „Krankheit“ sei eine Strafe Gottes oder die Auswirkung von „Besessenheit“ (z.B. „Epilepsie“) oder „Unreinheit“ (z.B. „Aussatz“), über die verschiedenen medizinischen Standpunkte, die „Krankheit“ schlicht als zufällig, willkürlich und sinnlos verstehen, bis zum esoterischen Ansatz, daß „Krankheit" einen esoterisch-psychologischen Sinn hat, kommt die Neue Medizin schließlich zu der Erkenntnis, daß es so etwas wie „Krankheit" überhaupt nicht gibt, sondern daß lediglich regulierende biologische Programme fehlinterpretiert und mißverstanden wurden. Es ist die Erkenntnis der biologischen Sinnhaftigkeit, welche die Neue Medizin von allen anderen Arten der Betrachtung biologischer Prozesse abhebt und die ihr den Status eines wirklich neuen medizinischen Paradigmas verleiht.

Ansätze wie „Ansteckung" oder „Infektion" durch „Erreger", ein „Immunsystem", das gegen „böse" Mikroorganismen vorgeht, die uns von außen infiltrieren wollen, „bösartige" Zellentartungen, die willkürlich oder zufällig oder durch Substanzen angeregt auftreten, sogar willkürlich „streuen" können, der Kampf gegen „Krankheiten", ja sogar die Existenz von „Krankheit" an sich, muß aufgegeben werden zugunsten einer lebensbejahenden Sichtweise, die Symbiose und Sinnhaftigkeit als Grundlage biologischer Prozesse erkennt.

Es gibt die Ansicht in den Reihen der Neuen Medizin, daß die spezielle Hormonlage eine Auswirkung auf das biologische Programm hat, welches nach einem Konfliktschock gestartet wird. So findet sich häufig die Angabe, daß die Hormonlage bestimmt, ob bei einem Angriff auf das Revier nun das Bronchialprogramm oder das Kehlkopfprogramm gestartet würde, da das Bronchialprogramm die „männliche" Variante (laut Brüllen oder Schreien können) und das Kehlkopfprogramm die weibliche Variante wäre (es verschlägt einem die Sprache), auf einen Angriff auf das Revier zu reagieren. Mal abgesehen davon, daß ich bereits beide Programme an mir selbst erlebt habe und keine Hormone nehme und auch generell nicht der Meinung bin, daß meine Hormonlage sich gelegentlich ins komplette Gegenteil verkehrt, bin ich der Ansicht, daß das Bronchialprogramm genau dann (und nur dann) startet, wenn man einen Revierangstkonflikt erleidet und das Kehlkopfprogramm genau dann (und nur dann) startet, wenn man einen Schreckangstkonflikt erleidet. Mit anderen Worten: Es ist der Konflikt, der das biologische Programm bestimmt, welches gestartet wird, nicht die Hormonlage. Wenn dies nicht so wäre und die beiden Programme austauschbar wären, könnte ich wohl auch bei einem Schreckangstkonflikt und entsprechender Hormonlage das Bronchialprogramm starten, was biologisch keinen Sinn ergeben würde.

Das gleiche Prinzip gilt für das Insulin- und das Glucagonprogramm. Auch hier wird argumentiert, daß die Hormonlage bestimmt, welches der beiden Programme aktiviert wird. Und noch deutlicher als beim ersten Beispiel sollte klar werden, daß es biologisch unsinnig wäre, wenn dem so wäre. Wenn jemand einen Sträubekonflikt erleidet, würde ihm die verminderte Produktion von Glucagon und der daraus resultierende Heißhunger wenig bringen, ebenso wie es nicht hilfreich für jemanden wäre, der einen Angst-Ekel-Konflikt erlebt, wenn aufgrund der verminderten Insulinproduktion sein Blutzuckerspiegel steigt. Fazit: Wenn man einen Sträubekonflikt erlebt, startet *immer* das biologische Programm des Sträubekonflikts, und wenn man einen Angst-Ekel-Konflikt erleidet, startet *immer* das biologische Programm des Angst-Ekel-Konflikts.

Nochmals, es ist der Konflikt, welcher das biologische Programm bestimmt, nicht die Hormonlage. Anderenfalls wäre die Sinnhaftigkeit, wie im 5. biologischen Naturgesetz formuliert, nicht gegeben.

Schlußbemerkung und Ausblick

Im Oktober 2015 erhielt ich einen Brief von Dr. Hamers Rechtsanwalt Koch, in dem ich aufgefordert wurde, den Vertrieb meines Buches „Die NEUE MEDIZIN“ einzustellen und eine Unterlassungserklärung zu unterschreiben, da ich sonst mit einer Klage zu rechnen hätte. Ich erwiderte, daß ich mit dem Verfassen meines Buches, in dem ich Dr. Hamers Entdeckung in meinen eigenen Worten darlege, gegen kein Gesetz verstoßen würde, da es sich schlicht um Sekundärliteratur handeln würde. Man stelle sich vor, daß keine Bücher mehr über wissenschaftliche Entdeckungen mehr geschrieben werden dürften. Allein deshalb hielt ich diese Forderung für ziemlich lächerlich. Auch den Verstoß gegen das Markengesetz wies ich unter Angabe der entsprechenden Paragraphen des Markenschutzgesetzes zurück.

Ungefähr ein Jahr später, Anfang Oktober 2016, erhielt ich dann tatsächlich ein offizielles Schreiben vom Landgericht Bonn mit einer Unterlassungsklage von Dr, Hamer, in der er forderte, daß ich den Vertrieb meines Buches einstellen, meine Verkaufszahlen offenlegen und einen Schadensersatz in Höhe von € 10.000,- zahlen sollte.

Da vor dem Landgericht Anwaltspflicht herrscht, mußte ich mir einen Anwalt für Markenrecht suchen, der mich in diesem Fall vor Gericht vertreten mußte, was zu nicht unerheblichen Kosten führte. Ich gab meinem Anwalt daher klar zu verstehen, daß ich keine außergerichtliche Einigung wollte, sondern diese Klage auf jeden Fall abgewiesen haben wollte, damit die Sache ein für alle Mal geklärt wird und Dr. Hamer nicht erneut klagen könne.

Die Klage wurde letztendlich beim Gerichtstermin am 27.06.2017 abgewiesen und alle Kosten dem Kläger auferlegt. Das komplette Urteil finden Sie im Anhang C am Ende des Buches (ab S.76). Fünf Tage später, am 02.Juli 2017, starb Dr. Hamer an einem Schlaganfall.

Die Verwendung des Begriffes „Neue Medizin" ist daher nicht geschützt und es kann mich auch in Zukunft niemand mehr daran hindern, meine Bücher über Dr. Hamers Entdeckung zu vertreiben.

Ich finde es außerordentlich schade und traurig, daß Dr. Hamer mich und andere Autoren verklagt hat und uns verbieten wollte, über die Neue Medizin und die 5 biologischen Naturgesetze zu schreiben. Wir sind schließlich diejenigen, die seine Entdeckung verbreiten und den Menschen in verständlicher Form zugänglich machen, nur daß wir eben nicht Dr. Hamers „Germanische" Bezeichnung dafür verwenden, die ich nach wie vor für äußerst kontraproduktiv und unsinnig halte.

Ich kannte Dr. Hamer nicht persönlich und kann mir daher kein Urteil über seinen Charakter erlauben. Diejenigen, die ihn kannten, beschrieben ihn stets als sehr herzlichen, offenen und liebenswerten Menschen. Seine politische Meinung und seine Verknüpfung sowohl seiner Person als auch seiner Entdeckung mit einer anti-jüdischen Verschwörung hat jedoch meiner Ansicht nach der Verbreitung und Glaubwürdigkeit der Neuen Medizin schwer geschadet. Ich kann nur hoffen, daß jetzt nach Dr. Hamers Tod der Schwerpunkt auf die weitere Untersuchung und Verbreitung seiner Entdeckung gelegt wird.

Anhang A: Die Keimblätter und ihre Zuordnung zu den Gehirnteilen

Während der embryonalen Entwicklung des Menschen im Mutterleib teilt sich das heranwachsende Zellgebilde in drei sogenannte Keimblätter auf, aus denen sich im weiteren Verlauf die verschiedenen Anteile des Körpers herausbilden:

1. Das innere Keimblatt (Entoderm)
2. Das mittlere Keimblatt (Mesoderm)
3. Das äußere Keimblatt (Ektoderm)

Die Organe, Organteile oder Strukturen, die sich aus den drei Keimblättern entwickeln, werden von verschiedenen Anteilen des Gehirns gesteuert. Dabei ist zu beachten, daß die meisten Organe keine homogene oder einheitliche Struktur aufweisen, weshalb verschiedene Anteile oder Schichten eines Organs von unterschiedlichen Gehirnteilen gesteuert werden.

Inneres Keimblatt (Entoderm) wird gesteuert vom Stammhirn

Die Organe, die sich aus dem inneren Keimblatt entwickelt haben, sind zuständig für die grundlegenden Überlebensfunktionen des Menschen, also die Aufnahme, Verarbeitung und Ausscheidung von Nahrung, Wasser und Sauerstoff.

- Speicheldrüsen
- Ohrspeicheldrüsen
- Tränendrüsen
- Drüsengewebe der Mandeln (Tonsillen)
- unteres Drittel der Speiseröhrenschleimhaut

- Magen
- Darm
- Bauchspeicheldrüse (Pankreas)
- Lebergewebe (Leberparenchym)
- Schilddrüse
- Nebenschilddrüse
- Nierensammelrohre
- Nebennierenmark
- Teile der Blasenschleimhaut (Trigonum vesicae)
- Mittelohr
- Lungenbläschen (Alveolen)
- Eileiterschleimhaut
- Prostata
- Gebärmutterschleimhaut (Endometrium)
- Glatte Muskulatur (Magen- und Darmtrakt)

Mittleres Keimblatt (Mesoderm) unterteilt in Althirn-Mesoderm wird gesteuert vom Kleinhirn

Aus dem mittleren Keimblatt entwickeln sich die Strukturen im Körper, die eine Schutzfunktion aufweisen (Althirn-Mesoderm) und für Stabilität, Struktur, Stärke und Beweglichkeit zuständig sind (Neuhirn-Mesoderm).

- Lederhaut (Korium)
- Schweißdrüsen
- Talgdrüsen
- Milchdrüsen
- Herzbeutel (Perikard)
- Lungenfell, Brustfell, Rippenfell (Pleura)
- Bauchfell (Peritoneum)
- Gebärmuttermuskel (Myometrium)

und Neuhirn-Mesoderm
wird gesteuert vom Großhirn-Marklager

- Skelett / Knochen
- Zähne (Zahnbein / Dentin)
- Knorpelgewebe
- Sehnen
- Bänder
- Bindegewebe
- Bandscheiben
- Lymphgefäße / Lymphknoten
- Blutgefäße
- Milz
- Quergestreifte Muskulatur
- Nierengewebe (Nierenparenchym)
- Nebennierenrinde
- Eierstöcke
- Hoden

Äußeres Keimblatt (Ektoderm)
wird gesteuert von der Großhirnrinde

Aus dem äußeren Keimblatt entwickeln sich die Anteile des Körpers, die im weitesten Sinne etwas mit Kommunikation und Wahrnehmung zu tun haben sowie mit Abgrenzung gegenüber anderen.

- Oberhaut (Epidermis)
- Haare
- Zentrales Nervensystem
- Zahnschmelz
- Bindehaut des Auges
- Hornhaut des Auges
- Nasenschleimhaut

- Bronchialschleimhaut
- Mundschleimhaut
- Zunge
- obere zwei Drittel der Speiseröhrenschleimhaut
- Magenschleimhaut im Bereich der kleinen Kurvatur
- Zwölffingerdarmschleimhaut
- Leber-Gallengänge
- Bauchspeicheldrüsengänge
- Innere Auskleidung der Arterien
- Insulinproduzierende Zellen der Bauchspeicheldrüse
- Harnröhre
- Harnleiter
- Nierenbecken
- Blasenschleimhaut
- Rektumschleimhaut
- Gebärmuttermund- und Gebärmutterhalsschleimhaut
- Vaginalschleimhaut
- Tränendrüsenausführungsgänge
- Milchgänge

Anhang B: Terminologie von Dr. Hamer

Damit Sie in anderen Büchern zur Neuen Medizin oder auf entsprechenden Internetseiten die von Dr. Hamer geprägten Begriffe innerhalb der Neuen Medizin verstehen können, finden Sie nachfolgend alle wichtigen Begriffe aufgeführt.

Begriffe in diesem Buch	Begriffe nach Dr. Hamer
Konfliktschock	Dirk-Hamer-Syndrom (DHS)
Konfliktphase	Konfliktaktive Phase (CA-Phase)
Konfliktlösung	Conflictolyse (CL)
Wiederherstellungsphase / Heilungsphase	Postconflictolytische Phase (PCL-Phase)
Heilungskrise	Epileptoide oder epileptische Krise (Epikrise)
Biologisches Programm	Sinnvolles Biologisches Sonderprogramm (SBS)
Biol. Programme werden durch einen Konfliktschock ausgelöst.	Die Eiserne Regel des Krebs (ERK)
Alle biologischen Programme laufen in zwei Phasen ab.	Das Gesetz der Zweiphasigkeit aller Sinnvollen Biologischen Sonderprogramme
Alle biologischen Programme werden von einem Gehirnbereich gesteuert, der über ihren Verlauf bestimmt.	Das ontogenetisch bedingte System der Sinnvollen Biologischen Sonderprogramme
Alle Mikroorganismen haben eine sinnvolle Aufgabe innerhalb einer Symbiose mit dem Menschen.	Das ontogenetisch bedingte System der Mikroben
Alle biologischen Programme erfüllen einen sinnvollen Zweck.	Das Gesetz vom Verständnis einer jeden sogenannten „Krankheit“ als Teil eines entwicklungsgeschichtlich verstehbaren SBS der Natur

Abschrift

31 O 368/16

Verkündet am 27.06.2017
Barkhoff, Justizbeschäftigte
als Urkundsbeamtin der Geschäftsstelle

Landgericht Köln

IM NAMEN DES VOLKES

Urteil

In dem Rechtsstreit

des Herrn Dr. Ryke Geerd Hamer, Sandkollveien 11, 3229 Sandefjord, Norwegen,

Klägers,

Prozessbevollmächtigte: Rechtsanwälte Klinger + Koch, Grunthalplatz 13, 19053 Schwerin,

g e g e n

den Edition Esoterick, - Verlag für esoterische Philosophie -, Inh. Lars Peter Kronlob, Trierstr. 64, 53115 Bonn,

Beklagten,

Verfahrensbevollmächtigter: Rechtsanwalt Thomas Gramespacher, Adenauer Allee 45, 53113 Bonn,

hat die 31. Zivilkammer des Landgerichts Köln
auf die mündliche Verhandlung vom 16.05.2017
durch den Vorsitzenden Richter am Landgericht Dr. Schwitanski, die Richterin am Landgericht Kowalewsky und den Richter am Landgericht Dr. Lerach

für Recht erkannt:

Die Klage wird abgewiesen.

Die Kosten des Rechtsstreits werden dem Kläger auferlegt.

Das Urteil ist vorläufig vollstreckbar gegen Sicherheitsleistung in Höhe von 110 % des jeweils zu vollstreckenden Betrages.

Tatbestand:

Die Parteien streiten um eine behauptete Verletzung der Marke des Klägers durch den Beklagten.

Der Kläger ist Inhaber der nationalen deutschen Wortmarke „Die Neue Medizin nach Dr. med. Ryke Geerd Hamer“ DE 302 62 904 (Registerauszug Bl. 9 ff. d.A.), eingetragen für die Klassen 16, 38 und 41, unter anderem für „Bücher“.

Der Beklagte vertreibt ein Buch unter dem Titel „Die NEUE MEDIZIN. Grundlagen zum Verständnis von Krebs und anderen biologischen Programmen“:

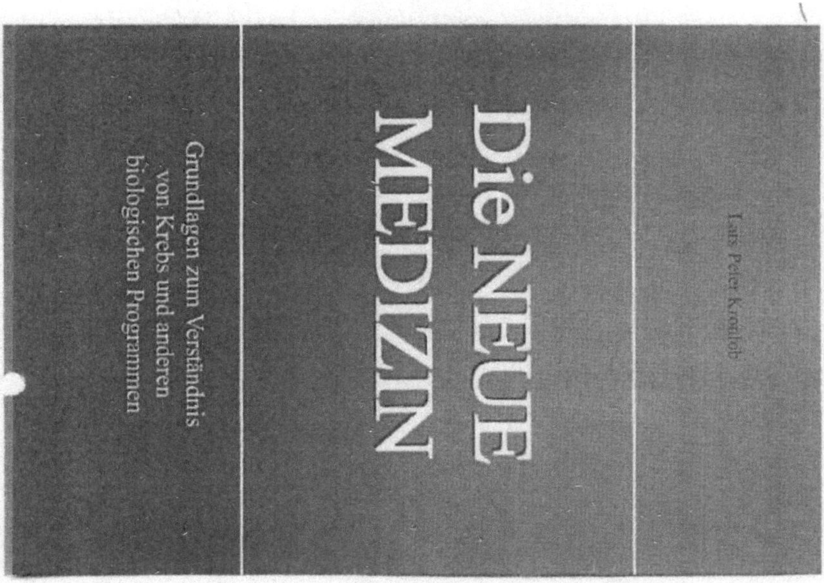

Die NEUE MEDIZIN ist ein auf natürlichen Gesetzen basierendes ganzheitliches Verständnis der im Körper ablaufenden biologischen Programme, die bislang als „Krankheit" bezeichnet wurden.

Mit der NEUEN MEDIZIN ist es nun möglich zu verstehen, warum wir „krank" werden, was dabei in unserem Körper passiert und vor allem, daß wir keine Angst vor diesen Prozessen haben müssen, ob sie nun als „Krebs" oder mit anderen Namen bezeichnet werden.

In diesem Buch werden erstmals für jeden verständlich die Grundlagen und Prinzipien der NEUEN MEDIZIN kompakt und nachvollziehbar erklärt, so daß auch Menschen ohne medizinische Ausbildung die NEUE MEDIZIN verstehen, überprüfen und für sich nutzen können.

Die Prinzipien der NEUEN MEDIZIN sind dem medizinischen Establishment seit 30 Jahren bekannt. Doch weil mit ihrer Anerkennung das medizinisch-pharmazeutische System kaum noch benötigt würde, wird sie seit ihrer Entdeckung unterdrückt und totgeschwiegen. Mit mündigen Patienten, die keine Chemotherapie, unnötige Operationen und teure Medikamente brauchen, kann man eben kein Geld verdienen.

EDITION ESOTERICK
www.esoterick.de

ISBN: 978-3-936830-50-7

9 783936 830507

Verkaufspreis: € 10,-

Zur Beachtung:

Ob jemand die in diesem Buch dargelegten Informationen nutzt oder nicht nutzt, liegt in der alleinigen Verantwortung des Individuums.

Ebenso wie kein Arzt oder Therapeut seinem Patienten die Verantwortung für sein Leben abnehmen kann, so ist es die Überzeugung des Autors, daß niemand irgendeinem Menschen im Falle einer „Krankheit" die Verantwortung für seine Entscheidung darüber abnehmen kann, ob und wie er sich behandeln läßt oder welche Maßnahmen und Schritte er unternimmt oder unterläßt.

Dieses Buch kann und soll eine Hilfestellung in diesem Prozeß sein, ersetzt jedoch im Zweifelsfall nicht die genaue Untersuchung, Diagnose und Hilfestellung eines erfahrenen Therapeuten.

Eine Haftung des Autors oder des Verlags für die Entscheidungen Dritter sind aufgrund der oben dargelegten Sachlage ausgeschlossen.

1. Auflage November 2011

Verlag für esoterische Philosophie
E-Mail: edition@esoterick.de
Web: **www.esoterick.de**

Umschlaggestaltung und Layout: Lars Peter Kronlob
Druck und Vertrieb: Books on Demand GmbH, Norderstedt

Made in Germany

ISBN: 978-3-936830-50-7

Inhaltsverzeichnis

Die NEUE MEDIZIN

Vorbemerkung

Die Neue Medizin wurde im Jahr 1981 vom deutschen Arzt Dr. Ryke Geerd Hamer begründet. Er selbst hat seine Entdeckung unter dem rechtlich geschützten Begriff der Germanischen Neuen Medizin* in mehreren Büchern niedergeschrieben, die jedoch meiner Ansicht nach unübersichtlich strukturiert und mit zu vielen medizinischen Begriffen durchsetzt sind, so daß es für Laien und medizinisch nicht gebildete Personen kaum möglich ist, sein System zu verstehen.

Nicht, daß man mich hier falsch versteht. Ich möchte Dr. Hamers Verdienst nicht schmälern. Meiner persönlichen Meinung nach gehört ihm der Nobelpreis für Medizin verliehen und das gesamte medizinische System müßte auf die Neue Medizin umgestellt werden.

Das vorliegende Buch richtet sich jedoch an alle Menschen, welche die Neue Medizin verstehen und in ihrem Leben nutzen möchten, ohne zuvor medizinische Kenntnisse erworben zu haben. Es ist nicht die Absicht des Autors, mit diesem Buch Erkenntnisse von Dr. Hamer oder von ihm entdeckte Gesetzmäßigkeiten zu verwässern oder auf irreführende Weise verändern, sondern eine für jeden Menschen verständliche Einführung in das Thema der Neuen Medizin zu liefern. Im Anhang finden Sie ergänzend einen Abgleich mit den Begriffen, die Dr. Hamer verwendet.

Seit Entdeckung der Neuen Medizin hat sich das Verständnis der zugrundeliegenden biologischen Gesetze verbessert, in einigen Bereichen auch leicht geändert, weil Erkenntnisse gewonnen wurden, die Dr. Hamer Anfang der 80er Jahre noch nicht vorlagen. Es handelt sich dabei um Feinheiten und Details, die das Gesamtbild der Neuen Medizin und das Verständnis der biologischen Programme und Abläufe ergänzen und verfeinern. Sollten sich in diesem Buch oder generell im System der Neuen Medizin irgendwann Aspekte finden, die sich als nicht oder nicht völlig korrekt herausstellen, dann handelt es sich dabei um Feinheiten, bei denen zum Zeitpunkt der Fertigstellung dieses Buches noch keine völlige Einigkeit über die Details herrscht bzw. verschiedene Sichtweisen existieren. Dies ändert jedoch nichts

9

Der Kläger behauptet, seine Marke „Die Neue Medizin nach Dr. med. Ryke Geerd Hamer“ bei dem Verkauf von Druckwerken zu verwenden; zum einen in Form des Werkes „Wissenschaftliche Tabelle der Neuen Medizin“ und zum anderen in Form des Werkes „Wissenschaftliche Tabelle der Germanischen Neuen Medizin“:

Dr. med. Mag. theol. Ryke Geerd Hamer

Wissenschaftliche Tabelle der Germanischen Neuen Medizin ®

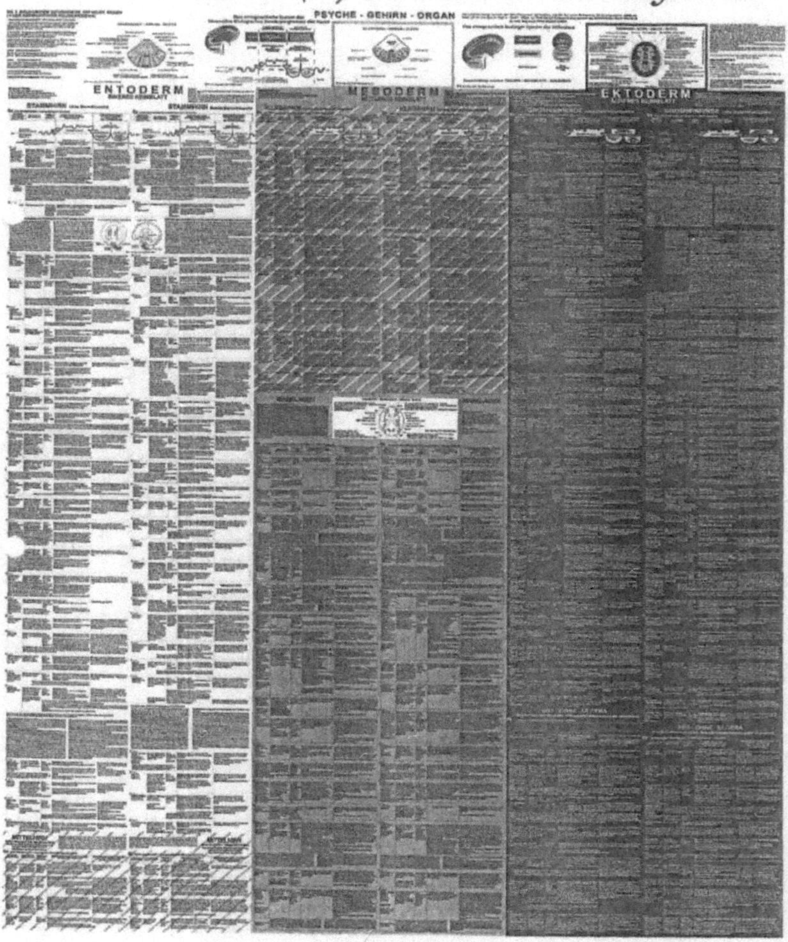

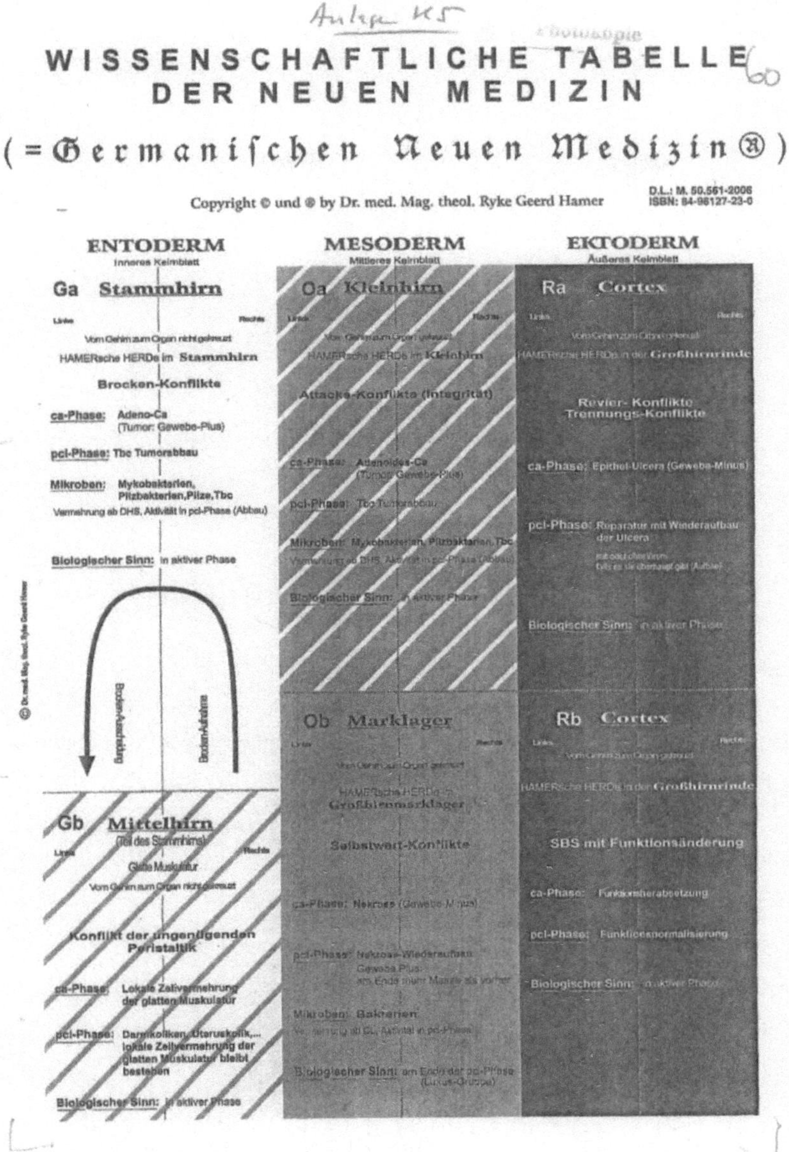

Diese zwei Werke würden im Rahmen von Seminaren sowie der Internetseite www.germanische.de verkauft.

Der Kläger ist der Ansicht, daß die Benutzung des Titels „Die NEUE MEDIZIN" durch den Beklagten, der Marke des Klägers zum verwechseln ähnlich sei. Zwar liege keine wörtliche Übereinstimmung vor – die auch nicht notwendig wäre – es sei aber erkennbar, daß sich dieser Begriff auf die „neue Medizin“ nach Dr. Ryke Geerd Hamer beziehe. Der Zusammenhang zum Kläger sei dem interessierten Kundenkreis offenbar, da der Kläger bekanntermaßen der Urheber der unter dem Begriff der „Neuen Medizin“ aufgestellten medizinischen Thesen sei.

Der Kläger beantragt:

1. den Beklagten zu verurteilen, es zu unterlassen, ein Buch zu unter der Bezeichnung „Die Neue Medizin“, wie in Anlage K 1 zur Klageschrift (Bl. 4 ff. d.A.) wiedergegeben, zu vertreiben oder vertreiben zu lassen;

2. den Beklagten zu verurteilen, Auskunft über die Zahl der von ihm verkauften Bücher gemäß Klageantrag zu 1) zu erteilen.

Der Beklagte beantragt,

die Klage abzuweisen.

Der Beklagte rügt die ordnungsgemäße Bevollmächtigung des Klägervertreters. Der Beklagte ist der Ansicht, daß zwischen dem Buchtitel des Beklagten und dem Zeichen des Klägers weder Identität noch Verwechslungsgefahr bestehe. Bei den überschneidenden Wörtern bzw. Zeichen handele es sich um glatt beschreibende Begriffe, jedenfalls nicht um allein noch im Zusammenhang kennzeichnungskräftige Bestandteile der Klagemarke.

Das Vorgehen des Klägers sei darüber hinaus als rechtsmissbräuchlich anzusehen. Diesem dürfte aufgrund seiner anwaltlichen Vertretung klar sein, daß ihm keine durchsetzungsfähigen Rechtspositionen zustehen. Zudem gehe der Kläger aus tatsächlich nicht benutzten und löschungsreifen Marken vor. Ferner sei der Streitwert mit 10.000 € bewusst niedrig angesetzt, um lediglich eine Einschüchterungswirkung zu implizieren. Eine markenmäßige Benutzung der Klagemarke in der eingetragenen Form sei nach Internetrecherchen nicht ermittelbar, weswegen der Beklagte die Nichtbenutzungseinrede nach § 25 Abs. 2 MarkenG erhebt.

Wegen der weiteren Einzelheiten des Sach- und Streitstandes wird auf die zwischen den Parteien gewechselten Schriftsätze nebst Anlagen sowie auf das Protokoll der mündlichen Verhandlung und den sonstigen Akteninhalt Bezug genommen.

Entscheidungsgründe:

Die Klage ist unbegründet.

I.

Dem Kläger steht gegen den Beklagten kein Anspruch auf Unterlassung der Verwendung der Bezeichnung „Die NEUE MEDIZIN" zu.

Ein Anspruch ergibt sich weder aus § 14 Abs. 2 Nr. 2 MarkenG, noch aus anderem Rechtsgrund.

1.

Es liegt bereits keine markenmäßige Verwendung der Bezeichnung „Die NEUE MEDIZIN" durch den Beklagten vor, sondern lediglich eine titelmäßige Verwendung. Einen Hinweis auf die betriebliche Herkunft wird der Verkehr nicht dem Titel des Buches entnehmen, sondern der Verlagsangabe auf dem Buchrücken (Bl. 5 d.A.) oder dem Einband. Eine markenmäßige Verwendung der für den Kläger geschützten Wortmarke stellt dies nicht dar.

2.

Es liegt aber auch keine Verwechslungsgefahr vor, da schon keine Zeichenähnlichkeit besteht.

Die kollidierenden Zeichen

„Die NEUE MEDIZIN"

einerseits und

„Die Neue Medizin nach Dr. med. Ryke Geerd Hamer“

stimmen lediglich in dem Bestandteil „Die neue Medizin“ überein. Dieser Bestandteil ist aber rein beschreibend. Die vorhandenen Unterschiede in Gestalt der übrigen Zeichenbestandteile sind so groß, daß sie eine Verwechslung ausschließen. Soweit der Kläger geltend macht, es handele sich gerade um die von ihm entwickelte neue Medizin(richtung), ändert dies nichts. Soweit es dem Kläger in der Sache darum gehen sollte, den Inhalt des Buches zu verbieten, da er die darin enthaltenen Thesen als die seinigen ansieht, kann er dies über das Kennzeichenrecht nicht erreichen.

Selbst wenn man zugunsten des Klägers unterstellt, daß der Begriff „Neue Medizin“ von einem interessierten Kundenkreis mit der Person des Klägers in Verbindung gebracht wird, reicht dies nicht aus, um diese beiden Allgemeinbegriffe zu seinen Gunsten zu monopolisieren. Für eine besondere Bekanntheit der Bezeichnung zu seinen Gunsten hat er nichts vorgetragen. Einen Konzeptschutz für eine medizinische Theorie gibt es nicht.

Auf die Frage der Nichtbenutzung, § 25 MarkenG, kommt es in der Folge nicht mehr an. Die vorgelegten Dokumente Anlage K 4 und K 5, Bl. 59 f. d.A., belegen eine rechtserhaltende markenmäßige Benutzung zudem nicht. Die eingetragene Wortfolge ist dort – soweit ersichtlich – nicht enthalten.

II.

Mangels Markenverletzung bestehen auch die im Wege der Stufenklage geltend gemachten Ansprüche auf Auskunft und Schadensersatz nicht.

III.

Die Kostenentscheidung beruht auf § 91 Abs. 1 ZPO.

Die Entscheidung zur vorläufigen Vollstreckbarkeit beruht auf § 709 S. 1, 2 ZPO.

Der Streitwert wird auf 10.000,00 EUR festgesetzt.

Dr. Schwitanski Kowalewsky Dr. Lerach

Literatur zur Neuen Medizin

Beck, Hanno, *Krebs ist heilbar. Dr.med Ryke Geerd Hamer. Beispiel einer Erkenntnisunterdrückung*, Knautsch-Verlag, Braunau (A) 2009

Eybl, Björn, *Die seelischen Ursachen der Krankheiten*, Ibera Verlag, Wien 2011

Hamer, Ryke Geerd, *Krebs. Krankheit der Seele*, Amici di Dirk, Köln 1989

Hamer, Ryke Geerd, *Kurze Einführung in die Germanische Neue Medizin*, Amici di Dirk, Alhaurin el Grande (E) 2004

Hamer, Ryke Geerd, *Vermächtnis einer Neuen Medizin (2 Bände)*, Amici di Dirk 1999

Homm, Ursula, *Die Haut. Aus Sicht der Schulmedizin und der Neuen Medizin*, LogoNaturaMed-Verlag, Michelfeld 2008

Mambretti, Giorgio; Séraphin, Jean, *Die Medizin auf den Kopf gestellt. Und wenn Hamer doch Recht hätte?*, Silberschnur, Güllesheim 2008

Mohr, Johann Siegfried, *Die Quellen des Göttlichen*, Wissenschafftplus, Langenargen 2014

Münnich, David, *Das System der 5 Biologischen Naturgesetze (2 Bände)*, 2011

Ray, Christopher; Berger-Lenz, Monika, *faktor-L. Neue Medizin. 100 Tage Herzinfarkt*, FAKTuell, Görlitz 2009

Weitere Literatur

Blüchel, Kurt G, *Heilen verboten – töten erlaubt. Die organisierte Kriminalität im Gesundheitswesen*, Goldmann, München 2004

Hartenbach, Walter, *Die Cholesterin-Lüge*, Herbig, München 2002

Jürgenson, Johannes, *Die lukrativen Lügen der Wissenschaft. Wie unsinnige Ideen als Wissenschaft verkauft werden*, Edition Resolut, Lathen 2002

Loibner, Johann, *Mythos Ansteckung*, Michaels Verlag, Peiting 2014

Vollborn, Marita; Georgescu, Vlad, *Die Gesundheitsmafia. Wie wir als Patienten betrogen werden*, S. Fischer Verlag, Frankfurt 2005

Sollte Ihnen dieses Buch gefallen haben und/oder nützlich gewesen sein, so würde ich mich über eine Weiterempfehlung freuen. Falls Sie es noch nicht kennen, möchte ich Ihnen auch mein erstes (blaues) Buch über die Neue Medizin empfehlen:

Die NEUE MEDIZIN. Grundlagen zum Verständnis von Krebs und anderen biologischen Pogrammen
ISBN: 978-3-936830-50-7
Paperback, 112 Seiten, € 10,- (E-Book € 2,99)

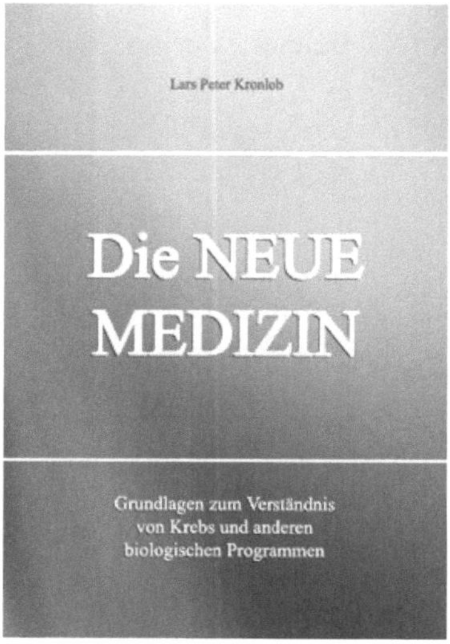

Die NEUE MEDIZIN ist ein auf natürlichen Gesetzen basierendes ganzheitliches Verständnis der im Körper ablaufenden biologischen Programme, die bislang als „Krankheit" bezeichnet wurden. Mit der NEUEN MEDIZIN ist es nun möglich zu verstehen, warum wir „krank" werden, was dabei in unserem Körper passiert und vor allem, daß wir keine Angst vor diesen Prozessen haben müssen, ob sie nun als „Krebs" oder mit anderen Namen bezeichnet werden. In diesem Buch werden erstmals für jeden verständlich die Grundlagen und Prinzipien der NEUEN MEDIZIN kompakt und nachvollziehbar erklärt, so daß auch Menschen ohne medizinische Ausbildung die Neue Medizin verstehen, überprüfen und für sich nutzen können. Die Prinzipien der NEUEN MEDIZIN sind dem medizinischen Establishment seit 30 Jahren bekannt. Doch weil mit ihrer Anerkennung das medizinisch-pharmazeutische System kaum noch benötigt würde, wird sie seit ihrer Entdeckung unterdrückt und totgeschwiegen. Mit mündigen Patienten, die keine Chemotherapie, unnötige Operationen und teure Medikamente brauchen, kann man eben kein Geld verdienen.

von Lars Peter Kronlob ist außerdem erschienen:
DISSIDENT. Freiheit beginnt im Kopf
ISBN: 978-3-936830-52-1
Paperback, 80 Seiten, € 6,66 (E-Book € 2,99)

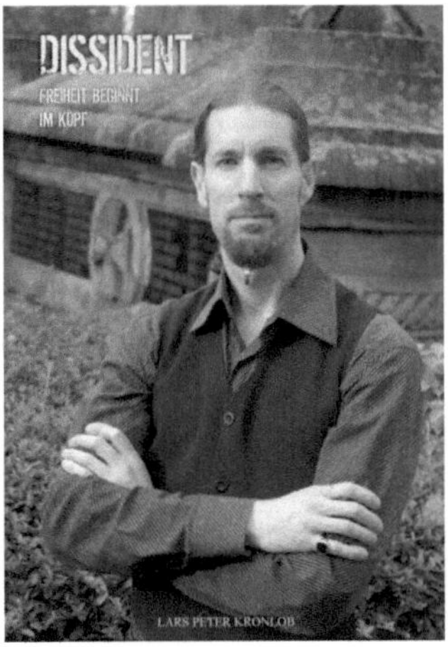

Es ist nicht nur so, daß es einige wenige Bereiche in unserer Gesellschaft gibt, die schlecht funktionieren und daher verbessert werden müssen sondern die *gesamte* Gesellschaft als solche ist durch und durch krank und in höchstem Maße disfunktional. Das Problem dabei ist nur, daß die Menschen in dieses kranke System hineingewachsen sind und sich nach und nach daran angepaßt haben, wie der Frosch, der im langsam erhitzten Wasser gekocht wird. Und leider kommen die meisten Menschen niemals zu der Erkenntnis, daß es die Grundlagen der Gesellschaft selbst sind, die falsch, unsinnig und destruktiv sind. Doch wer sich erlaubt, unsere Gesellschaft, ihre Grundlagen und Überzeugungen einmal von einem übergeordneten Standpunkt aus zu betrachten, wird vielleicht auch zu der Erkenntnis kommen, daß das Wasser (oder die Kacke) schon lange am Dampfen ist. Wenn die Gesellschaft wirklich verbessert werden soll, und ich meine für alle Menschen, und nicht nur einen kleinen Anteil, dann müssen die Ziele und Methoden überdacht und erneuert werden. Und als das marode Haus, das diese Gesellschaft ist, muß es zuerst vollständig samt seinen falschen Fundamenten zerstört werden, bevor ein besseres und stabileres errichtet werden kann. Doch versteht mich nicht falsch, man kann diese Veränderung nicht erzwingen, weder mit Gewalt, noch durch Gesetze. Die Revolution der Gesellschaft, die ich meine, muß im Bewußtsein stattfinden. Es reicht nicht, nur ein disfunktionales System durch ein anderes zu ersetzen und auf den gleichen Irrtümern wieder von vorne zu beginnen. Die Freiheit der Gesellschaft und der Menschen beginnt im Kopf.